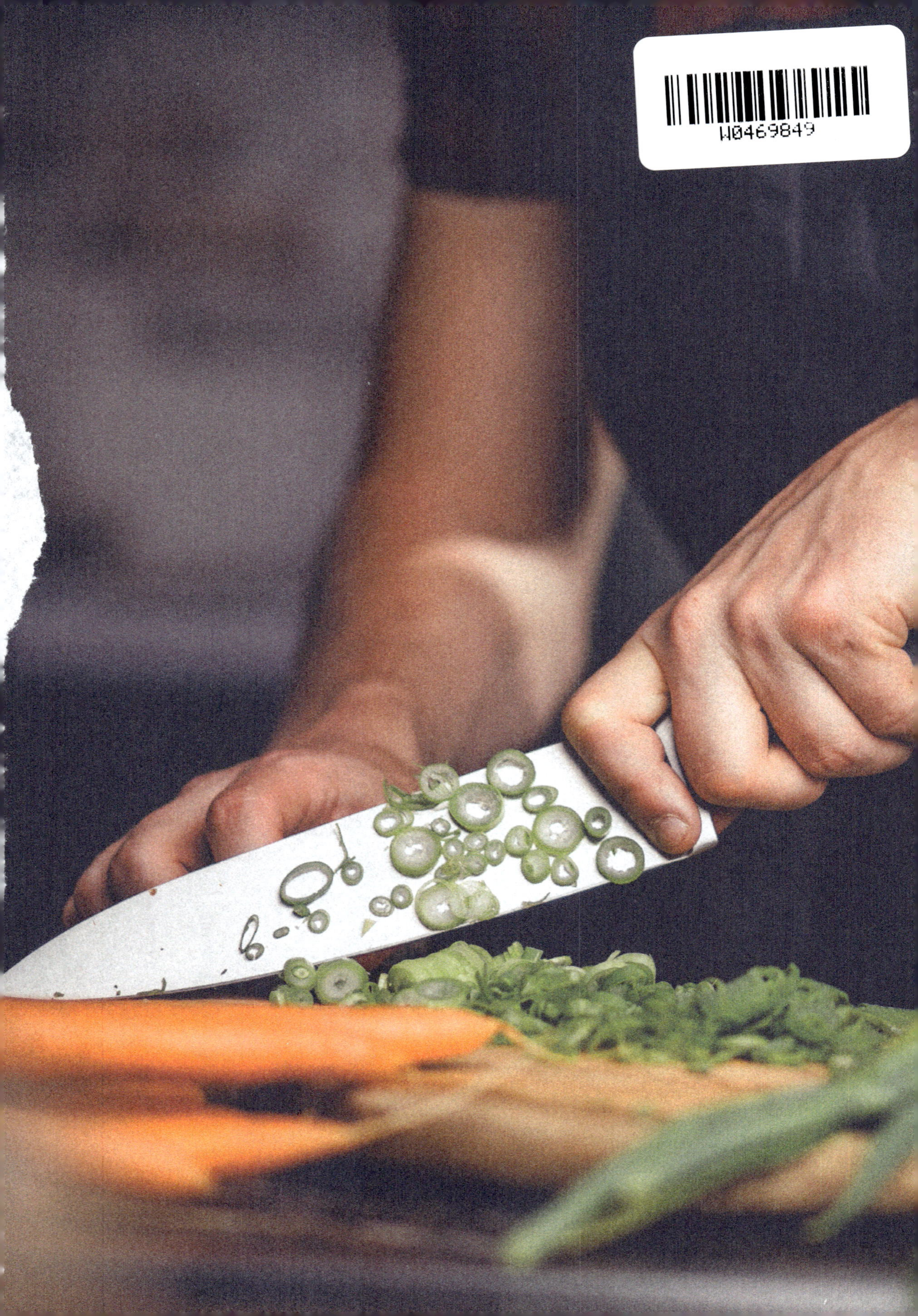

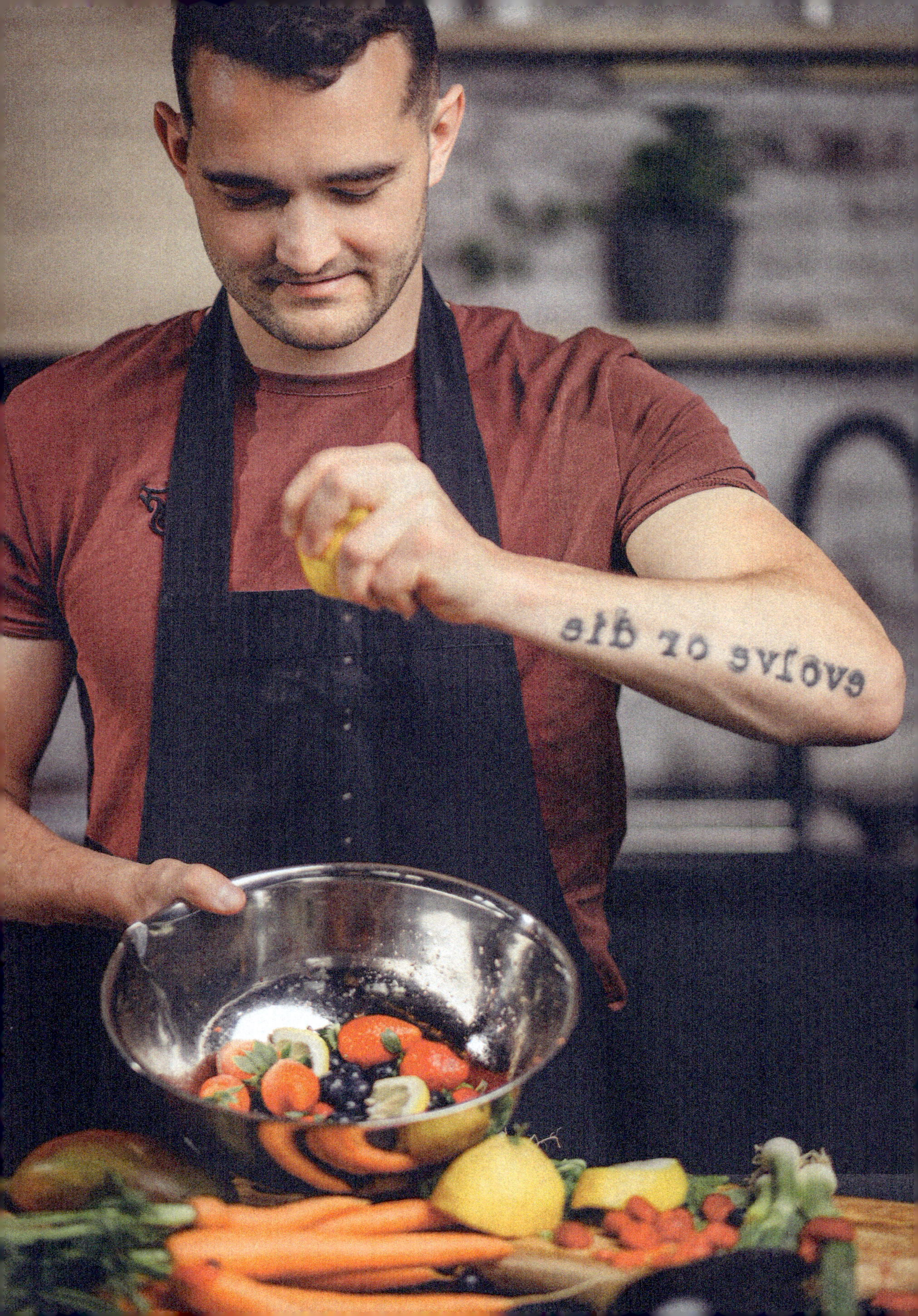
evolve or die

DANIEL KÖRBER

AHORN & ZITRONE

Wie du mit veganer Küche schlau vorkochst und gesund abnimmst

KOCHBUCH

EINLEITUNG

Wie schön, dass du da bist!
Kennen wir einander schon?
Ich bin Daniel und seit 2008 Personal Trainer.

Klar, das ist das mit dem Sport. Aber wenn ich Eines gelernt habe:
Auf dem Weg, sportliche Ziele, den Wunschkörper oder ein bestimmtes Gewicht zu erreichen, spielen neben Bewegung auch andere Faktoren sehr wesentlichen Rollen. Ich will es mal so sagen: Gemüse und Schlaf kommen vor Bodybuilding.

Apropos Gemüse: Vegane Rezepte haben den Vorteil, dass sie ethisch und nährstofftechnisch eine wunderbare Basis abgeben. Basis ist das, was schon immer wichtiger als Extreme war. Basis heißt auch:
Du kannst einfach ergänzen, was du über die Mahlzeiten dieses Buches hinaus zu dir nehmen möchtest.

Für die Erarbeitung der Rezepte habe ich auf die Vielfalt geschmacklicher Erlebnisse geachtet – es gibt Süße, es gibt Säure, Schärfe und dazwischen viele köstliche Nuancen. Ahornsirup und Zitronensaft eignen sich übrigens auffallend oft, um Rezepte zu verfeinern.
So kam dieses Buch zu seinem Namen – und nach „das ganze Alphabet durch“ klingen Ahorn und Zitrone praktischerweise auch noch.

Was ich noch wichtig finde: Die in den Rezepten verwendeten Zutaten erfordern keine Recherche, keine Hellsicht und keine komplizierten Wege: Sie sind einfach zu bekommen. Sie wachsen irgendwo und wenn bei dir gerade nicht, hat sie meist der nächste Laden des täglichen Bedarfs. Kannst du beim Einkaufen vielleicht ein lokales Geschäft fördern? Das wäre schön – ich bin ja Fan von „Bizeps statt Ellbogenmentalität“ und du vermutlich auch.

Jetzt aber los! Ich zeige dir nun, wie du deine Ernährung besser organisieren, zeitsparend optimieren und dabei zugleich abnehmen und genießen kannst.

ÜBER DEN AUTOR

Daniel Körber wurde 1989 in Innsbruck geboren und wird in seinem zweiten Jahrzehnt als Personal Trainer regelmäßig von Kund*innen in Österreich, Deutschland und der Schweiz gebucht.

Es den Menschen leicht zu machen, ist eine seiner Prämissen: leicht beim Gewicht, einfach in der Zubereitung von Mahlzeiten.

Weil für Daniel Körber Lebensqualität mehr umfasst als Fitness und weil Bewegung wichtig, aber nicht alles ist, hat er sein Repertoire an Rezepten für gesunden Genuss stetig weiterentwickelt – und jetzt zu „Ahorn und Zitrone“ gemacht: zu einem Kochbuch für Übergewichtige und solche, die es nicht werden wollen sowie für alle, die sich gerne wohlfühlen, aber wenig Freizeit haben.

MEHR ALS EIN KOCHBUCH – WAS DICH ERWARTET

In diesem Buch findest du verschiedene Speisepläne, bestehend aus jeweils 3 Mahlzeiten:
Frühstück, Mittagsessen und Abendessen.
Optional trinkst du je nach Zielsetzung noch einen Eiweißshake dazu.

Alle Menüs sind vegan und bestehen zu mindestens 80 % aus unverarbeiteten Lebensmitteln.

Die Mahlzeiten sind so ausgelegt, dass du sie für 4 Tage im Voraus kochen kannst, d. h. die Rezepte beinhalten jeweils 4 Portionen.

Bevor du mit der Zubereitung beginnst, solltest du dir genügend geeignete Gefäße zur Aufbewahrung der einzelnen Gerichte besorgen.
Ich persönlich benutze sehr gerne Aufbewahrungsboxen oder Einmachgläser aus Glas mit Klipp-Deckel, die auch für den Ofen und die Mikrowelle geeignet sind – du kannst aber natürlich auch Behälter aus Plastik benutzen.

DIE SPEISEPLÄNE – EINE GEBRAUCHSANWEISUNG

Zu Beginn sollte die grundlegende Frage lauten: Was ist dein Ziel? Möchtest du abnehmen, zunehmen oder dich einfach gesund ernähren und dein Gewicht halten?

Je nach Ziel solltest du dir bewusst sein, wie viele Kalorien du täglich verbrauchst. Im Internet gibt es einige Kalorienrechner, die dir beim Berechnen helfen können. Hierfür kannst du auch einen Fitnesstracker oder eine Smartwatch verwenden.
Eine sehr vereinfachte Methode ist die Verwendung der folgenden Formel:
31 bis 35 kcal pro kg Körpergewicht

Wenn du dich wenig bewegst, orientiere dich am geringeren Wert – wenn du dich viel bewegst, nimm den höheren Wert.
Möchtest du abnehmen, ziehst du 300 bis 500 kcal ab – möchtest du zunehmen, rechnest du 300 bis 500 kcal dazu.

Vorsicht! Die Berechnungen sind immer nur eine ungefähre Annäherung an den tatsächlichen Wert.
Notiere dein Gewicht am besten jeden Tag direkt nach dem Aufstehen, wenn du noch nüchtern bist, bilde eine Durchschnittssumme aus
1 Woche (= 7 Tage) und vergleiche die Summe von Woche zu Woche. Passe die Kalorien dementsprechend an.

Die Speisepläne, alle im Rahmen von 1300 bis 1600 kcal, sollten die meisten Leserinnen und Leser in ein Kaloriendefizit bringen – für einige kann der Kalorienwert aber auch zu wenig sein.

Sieh die Menüs aber als Basis und passe den Speiseplan an deinen tatsächlichen Bedarf an.
Um diesen Bedarf zu ermitteln, setze dich mit deinem Arzt, Ernährungsberater oder Trainer in Verbindung.

Möchtest du von mir persönlich betreut werden, sende mir eine unverbindliche Anfrage an info@lamovements.at

REZEPTE VERZEICHNIS

FRÜHSTÜCK

HAUPTMAHLZEITEN

SALATE

BONUS

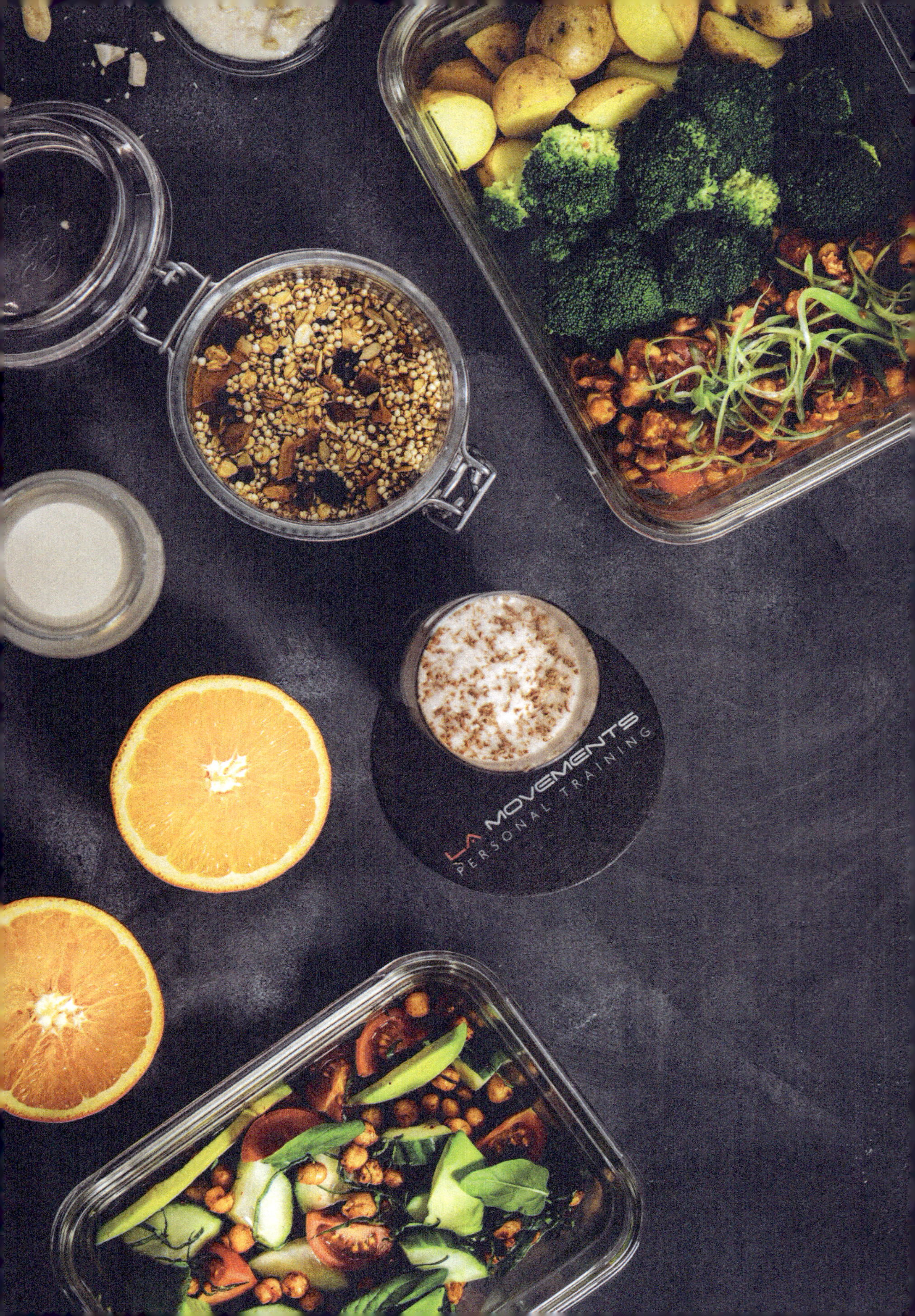
LA MOVEMENTS
PERSONAL TRAINING

MENÜ 1

QUINOA-GRANOLA

CHILI SIN CARNE
MIT KARTOFFELN UND BROKKOLI

BLATTSALAT MIT KICHERERBSEN

ZUTATENLISTE

60 ml Ahornsirup
2 Avocados
6 EL Balsamico-Essig
250 g Blattsalat
600 g Brokkoli
60 g Cashewnüsse
Cayennepfeffer
600 g Cherrytomaten
1 Chili-Schote
10 g Dijon-Senf
100 g gepuffter Quinoa
2 TL geräuchertes Paprikapulver
1 große Zwiebel
100 g Haferflocken
400 g Heidelbeeren
600 g Kartoffeln
700 g Kichererbsen
(gekocht & abgetropft)
250 g Kidneybohnen
1 TL Knoblauchpulver
2 Knoblauchzehen
20 g Kokosflocken
10 ml Kokosöl
Kreuzkümmel
Kurkuma
15 g Leinsamen
140 g Mais
1 L Mandelmilch ungesüßt
20 g Mandeln
1 EL Olivenöl
500 g passierte Tomaten
1 roter Paprika
2 Salatgurken
Salz
20 g Sonnenblumenkerne
500 g Tofu
1 Zitrone oder Zitronensaft

KCAL	EIWEISS	KOHLENHYDRATE	FETT
1480	65 g	138,7 g	61,9 g

QUINOA-GRANOLA

MIT MANDELMILCH

ZUTATENLISTE

100 g Haferflocken
100 g gepuffter Quinoa
20 g Sonnenblumenkerne
20 g Mandeln
20 g Kokosflocken
30 ml Ahornsirup
10 ml Kokosöl
15 g Leinsamen
1 L Mandelmilch ungesüßt
400 g Heidelbeeren

ZUBEREITUNG

Ofen auf 180 Grad vorheizen.

Haferflocken, Quinoa, Sonnenblumenkerne, Mandeln, Kokosflocken und Leinsamen vermengen.

Kokosöl und Ahornsirup kurz in einer Pfanne erwärmen und unter die Masse heben.

Für 15–20 Minuten backen, bis die Masse goldbraun ist, dabei alle 5 Minuten wenden.

Auf 4 Portionen aufteilen und am Essenstag mit 250 ml Mandelmilch und den Heidelbeeren genießen.

KCAL	EIWEISS	KOHLENHYDRATE	FETT
413	10,9 g	46,2 g	18,3 g

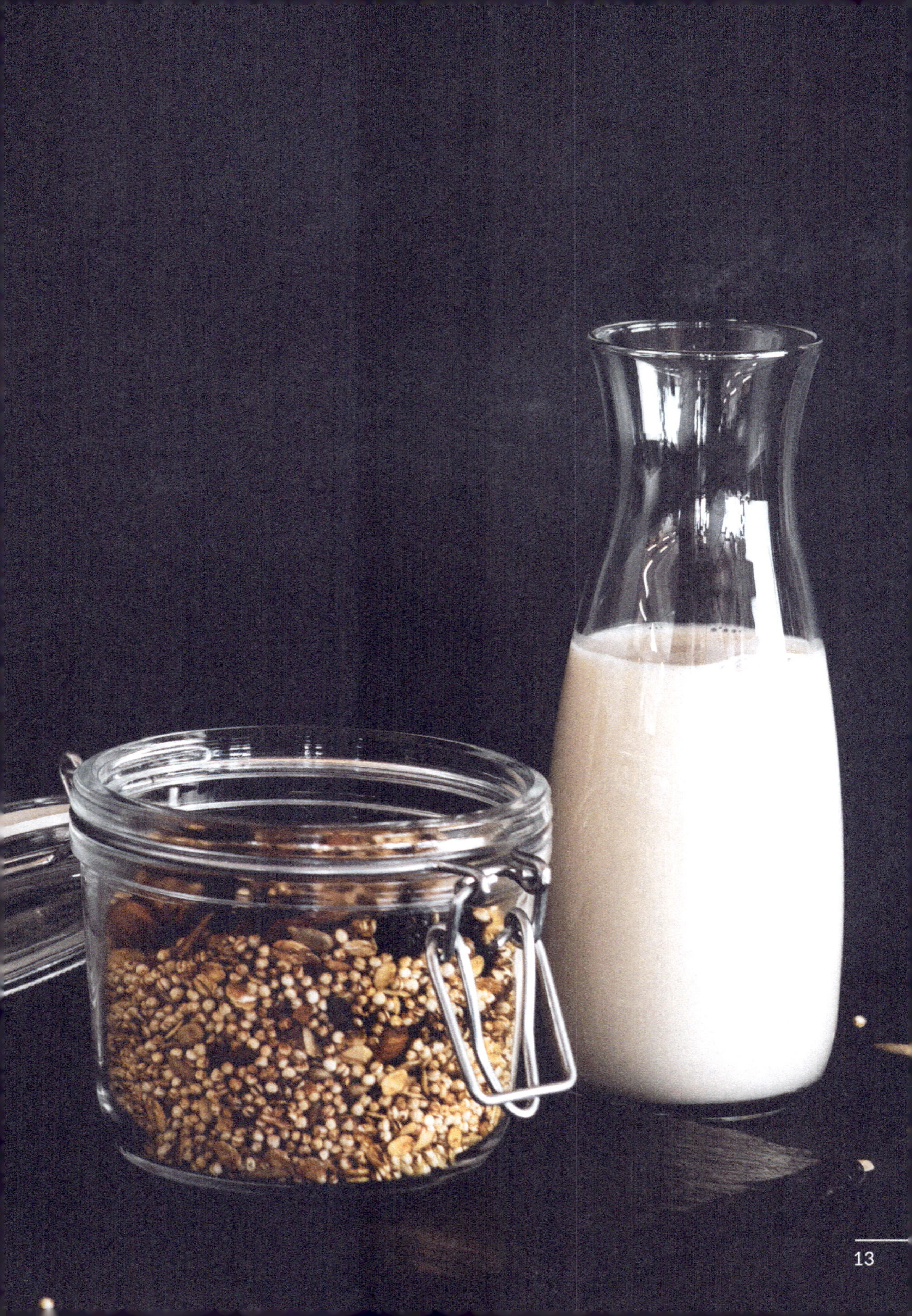

CHILI SIN CARNE

CON TOFU

ZUTATENLISTE

500 g passierte Tomaten
255 g Kidneybohnen
220 g Kichererbsen
140 g Mais
500 g Tofu (in Stücken)
1 große Zwiebel (gehackt)
1 roter Paprika (in Stücken)
2 Knoblauchzehen (gehackt)
600 g gedämpfte Brokkoli-Röschen
600 g gekochte Kartoffeln
60 g Cashewnüsse
1 Zitrone (Zitronensaft)
1 Chilischote (gehackt)
1 TL Kreuzkümmel
1 TL Cayennepfeffer
1 TL Kurkuma
Salz & Pfeffer
60 ml Wasser

ZUBEREITUNG

Zwiebel, Knoblauch und Chili in einer tiefen Pfanne anbraten, Kreuzkümmel, Cayennepfeffer, Kurkuma und Salz hinzugeben.

Tofu, Paprika, Kichererbsen, Bohnen, Mais und passierte Tomaten hinzufügen und bei mittlerer Hitze ca. 20 Minuten köcheln lassen. Anschließend mit Salz und Pfeffer abschmecken.

Das Chili, die Kartoffeln und den Brokkoli in 4 Boxen anrichten.

Die Cashewnüsse zusammen mit 60 ml Wasser und dem Saft der Zitrone in den Mixer geben und die entstandene Creme über das Gericht geben.

KCAL	EIWEISS	KOHLENHYDRATE	FETT
657	43,1 g	60,6 g	22 g

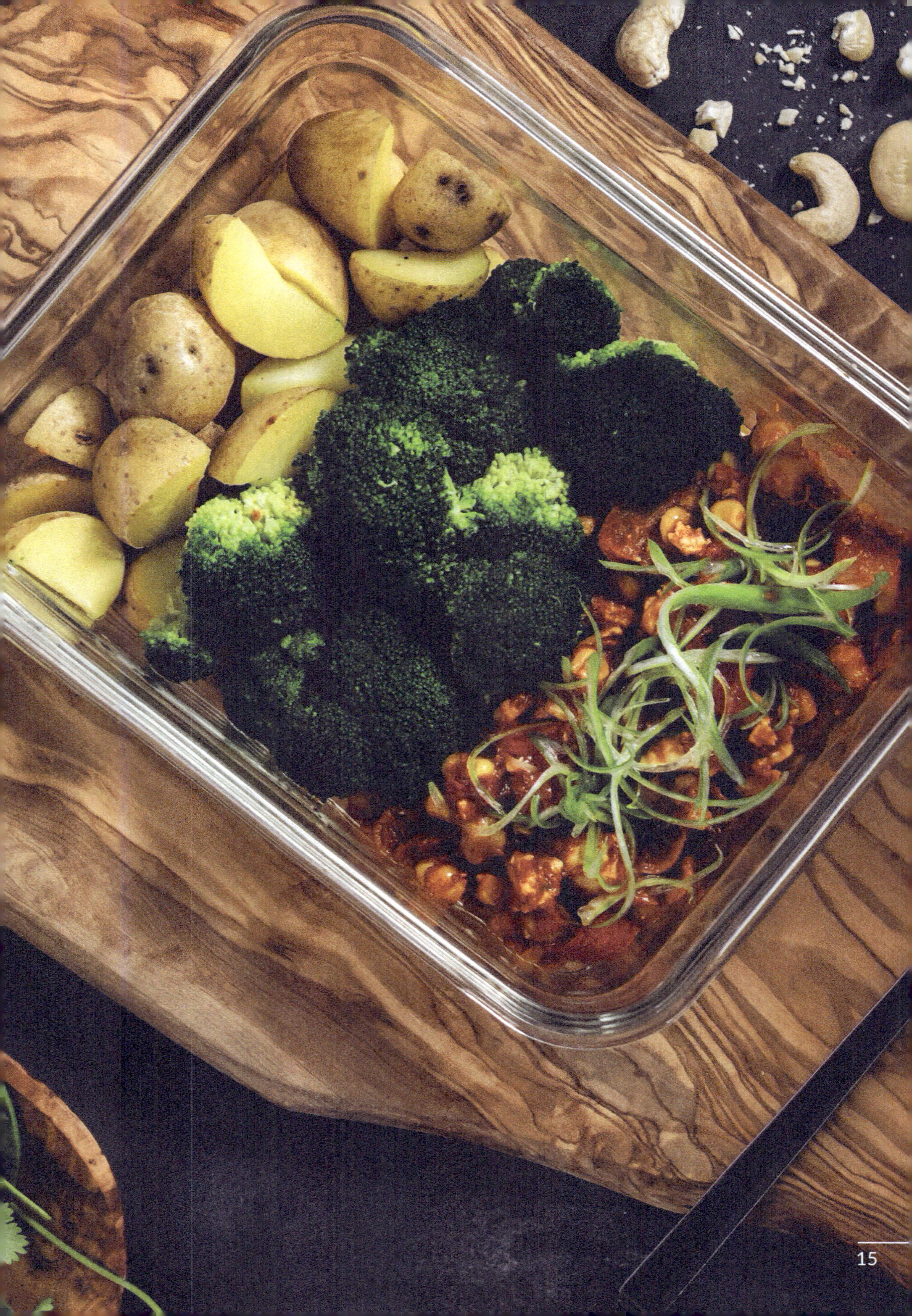

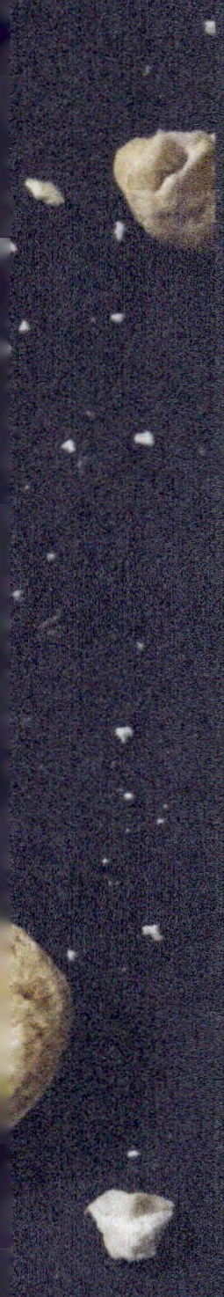

BLATTSALAT

MIT KICHERERBSEN UND AVOCADO

ZUTATENLISTE

250 g Blattsalat
(gezupft und gewaschen)
2 Salatgurken (gestückelt)
2 Avocados
600 g Cherrytomaten (geviertelt)
1 EL Olivenöl
480 g Kichererbsen
2 TL geräuchertes Paprikapulver
1 TL Knoblauchpulver

DRESSING:
6 EL Balsamicoessig
6 EL Wasser
10 g Senf
30 ml Ahornsirup
Zitronensaft

ZUBEREITUNG

Den Ofen auf 200 Grad vorheizen.

Die Kichererbsen in eine Schüssel geben und mit dem Olivenöl mischen. Auf ein mit Backpapier ausgelegtes Backblech geben und 20 Minuten backen, bis die Kichererbsen knusprig sind.

Die Kichererbsen zurück in die Schüssel geben, mit dem Knoblauchpulver und geräuchertem Paprikapulver verrühren und nochmals 10 Minuten in den Ofen geben.

Blattsalat, Tomaten, Gurke und die Kichererbsen auf 4 Boxen aufteilen.

Dressing zusammenrühren und in ein separates Gefäß geben.

Am Essenstag eine halbe Avocado und 1/4 des Dressings hinzugeben und genießen.

KCAL	EIWEISS	KOHLENHYDRATE	FETT
410	11 g	31,9 g	21,6 g

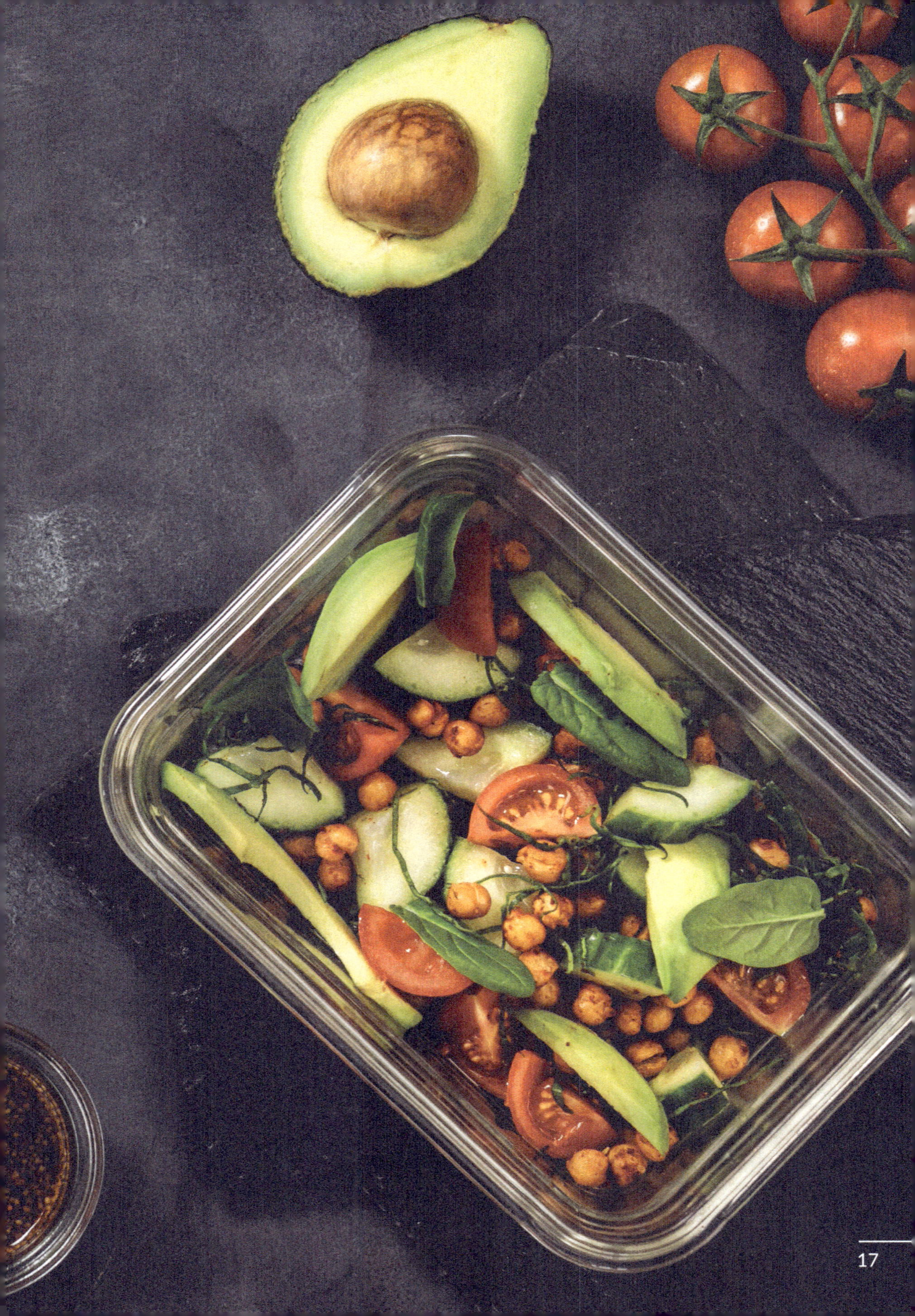

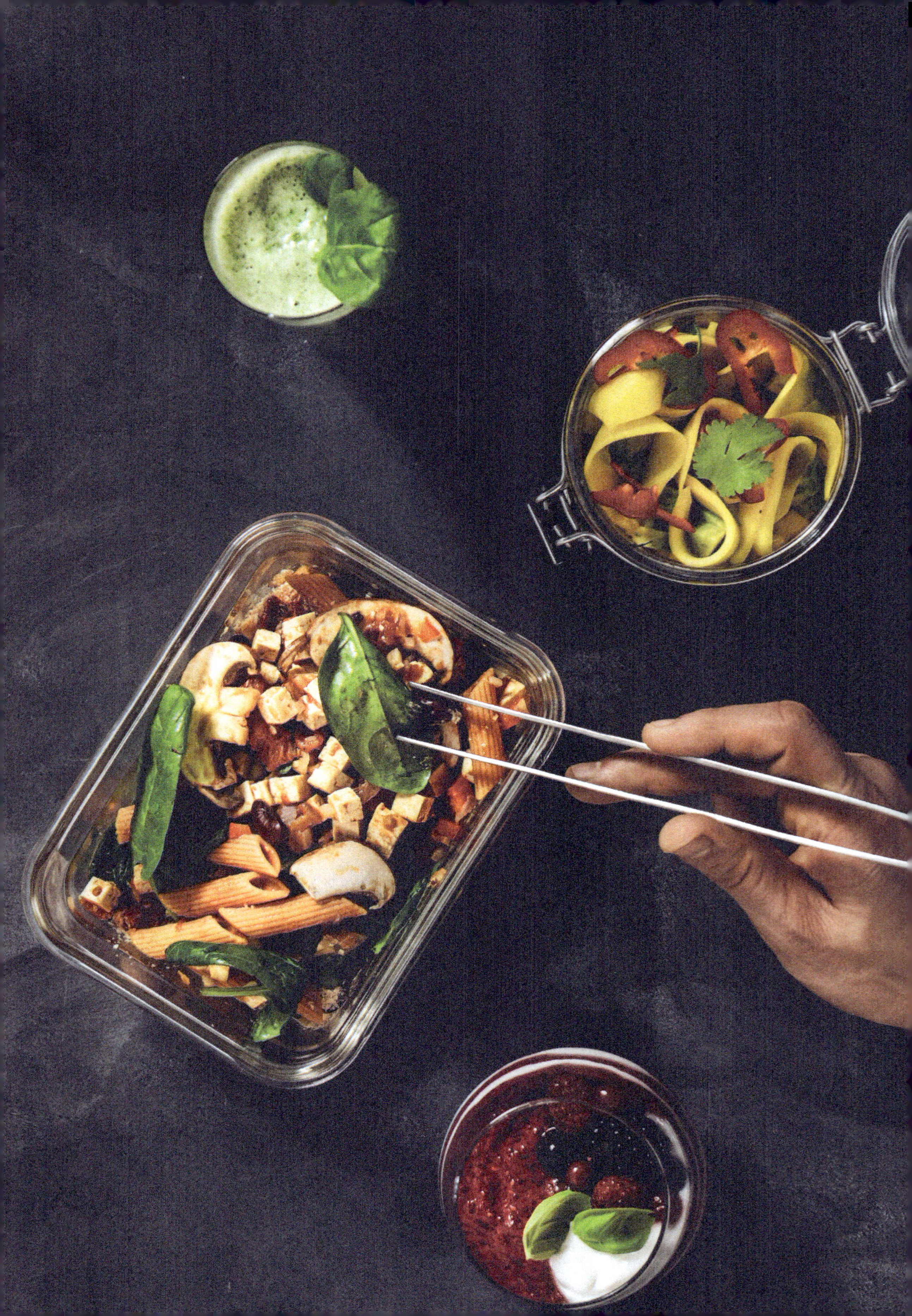

MENÜ 2

BEEREN-CHIA-PUDDING

TOFU-LINSENNUDELN

BOHNEN-MANGO-SALAT

ZUTATENLISTE

90 ml Ahornsirup
4 Avocados
2 Bananen
100 g Blattspinat
Cayennepfeffer
80 g Chiasamen
1 Chili-Schote
400 g Dosentomaten – gehackt
200 g Eiweißpulver
Frische Minze
350 g gefrorene Beeren
40 g Haferflocken
40 g Hefeflocken
510 g Kidneybohnen
3 Knoblauchzehen
Koriander
1 Mango
15 ml Olivenöl
250 g Pasta aus Linsen
Pfeffer
150 g Pilze
2 rote Paprika
2 rote Zwiebeln
1 Salatgurke
Salz
280 g Sojabohnen oder weiße Bohnen
500 g Sojajoghurt (mit oder ohne Geschmack)
20 ml Sojasoße
500 g Tofu
Zitronensaft

KCAL	EIWEISS	KOHLENHYDRATE	FETT
1323	74,3 g	121,8 g	48 g

BEEREN-CHIA-PUDDING

ZUTATENLISTE

350 g gefrorene Beeren
2 Bananen
80 g Chiasamen
40 g Haferflocken
500 g Sojajoghurt
60 ml Ahornsirup
120 ml Wasser

ZUBEREITUNG

Die gefrorenen Beeren zusammen mit dem Wasser und den Bananen in einen Mixer geben und pürieren.

In einer Schüssel die Beerenmasse mit den Chiasamen vermengen und 5 Minuten stehen lassen.

Masse auf 4 Gefäße aufteilen und mit dem Joghurt abwechselnd nach Belieben schichten.

Zum Schluss mit den Haferflocken bestreuen.

KCAL	EIWEISS	KOHLENHYDRATE	FETT
363	11,4 g	43,8 g	11,3 g

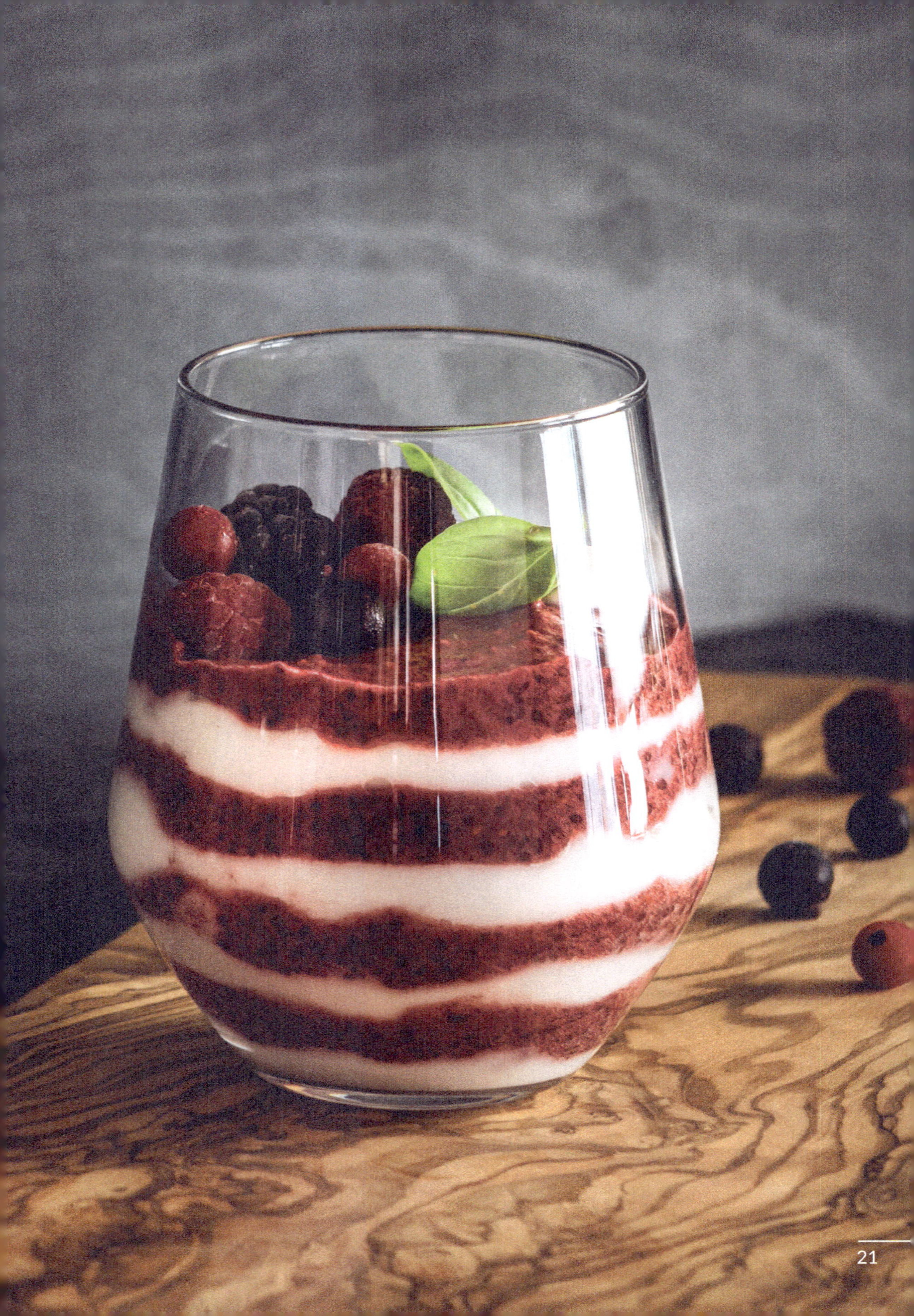

TOFU-LINSENNUDELN

ZUTATENLISTE

500 g Tofu (gestückelt)
400 g gehackte Tomaten (Dose)
255 g Kidneybohnen
250 g Rote-Linsen-Pasta (gekocht)
150 g Pilze (gestückelt)
1 roter Paprika (gestückelt)
100 g Spinat
1 rote Zwiebel (gehackt)
15 ml Olivenöl
3 Knoblauchzehen (gehackt)
40 g Hefeflocken
1 Zitrone (Saft)
Salz & Pfeffer
1 TL Cayennepfeffer
120 ml Wasser

ZUBEREITUNG

In einer tiefen Pfanne Zwiebel, Knoblauch und Pilze im Öl anbraten, mit Salz, Pfeffer und Cayennepfeffer abschmecken und 5 Minuten auf mittlerer Stufe köcheln lassen.

Spinat, Paprika, Kidneybohnen und Tofu hinzugeben und weitere 5 Minuten braten.

Mit den Tomaten und 120 ml Wasser ablöschen, aufkochen lassen und 10 Minuten auf mittlerer Stufe köcheln lassen.

Die gekochten Linsennudeln unterheben und mit Salz, Pfeffer und Zitronensaft abschmecken.

Auf 4 Gefäße aufteilen und mit den Hefeflocken bestreuen.

KCAL	EIWEISS	KOHLENHYDRATE	FETT
583	49 g	51,8 g	16,9 g

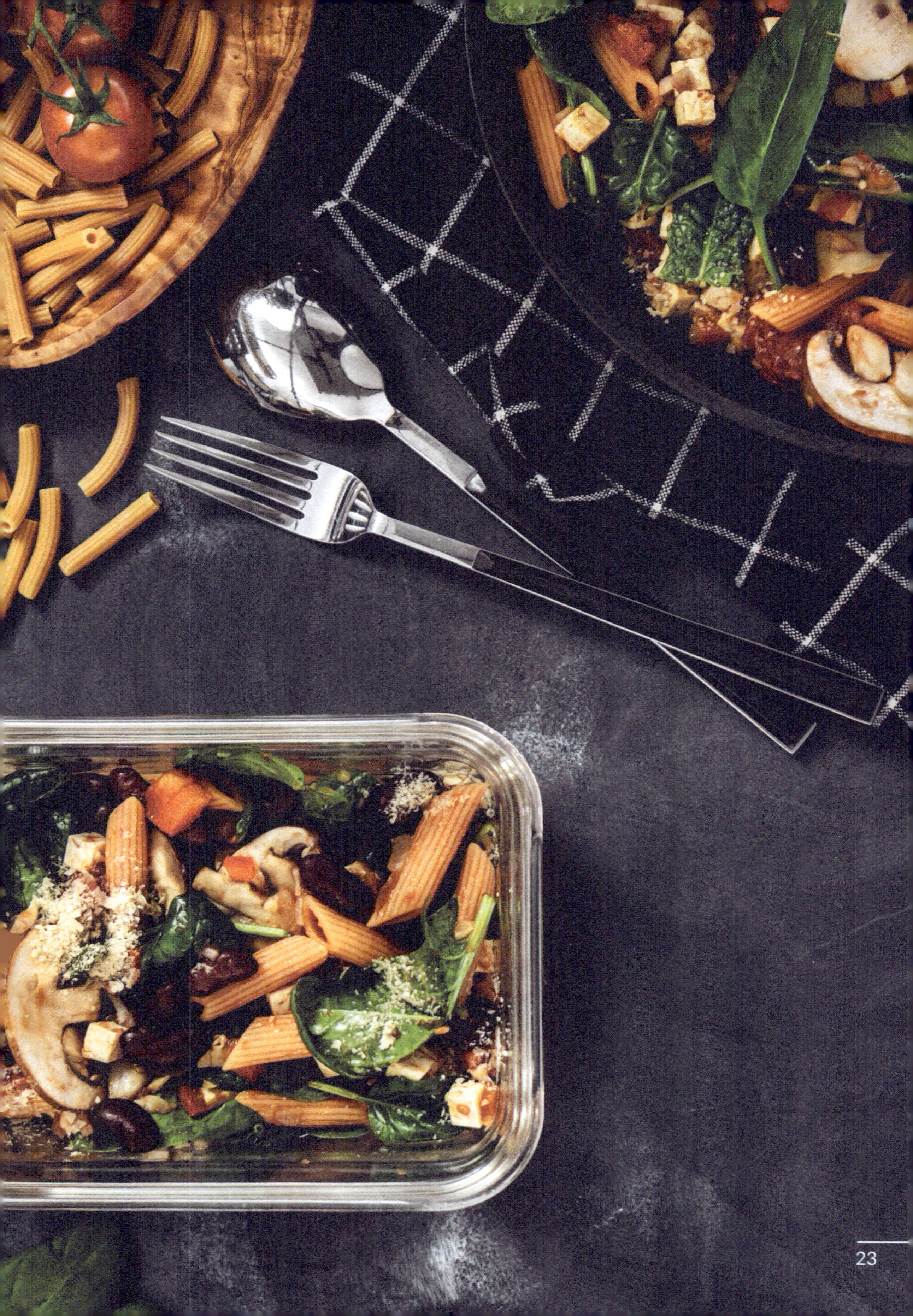

BOHNEN-MANGO-SALAT

ZUTATENLISTE

255 g Kidneybohnen
1 Mango
(entkernt, geschält und gewürfelt)
280 g Sojabohnen oder weiße Bohnen (abgetropft)
1 rote Zwiebel (gewürfelt)
1 Salatgurke (gewürfelt)
1 roter Paprika (gewürfelt)
1 Chilischote (gehackt)
Minze nach Belieben
Koriander nach Belieben
4 Avocados

DRESSING:
30 ml Ahornsirup
20 ml Sojasoße
1 Zitrone (Saft)
3 EL Wasser

ZUBEREITUNG

Mango, Paprika, Zwiebel, Salatgurke, Bohnen und Chili vermengen.

Minze und Koriander hacken und unterheben.

Dressing verrühren und in ein separates Gefäß geben.

Salat auf 4 Gefäße aufteilen.

Am Essenstag die Avocado frisch hinzugeben und mit dem Dressing genießen.

KCAL	EIWEISS	KOHLENHYDRATE	FETT
377	13,9 g	26,2 g	19,8 g

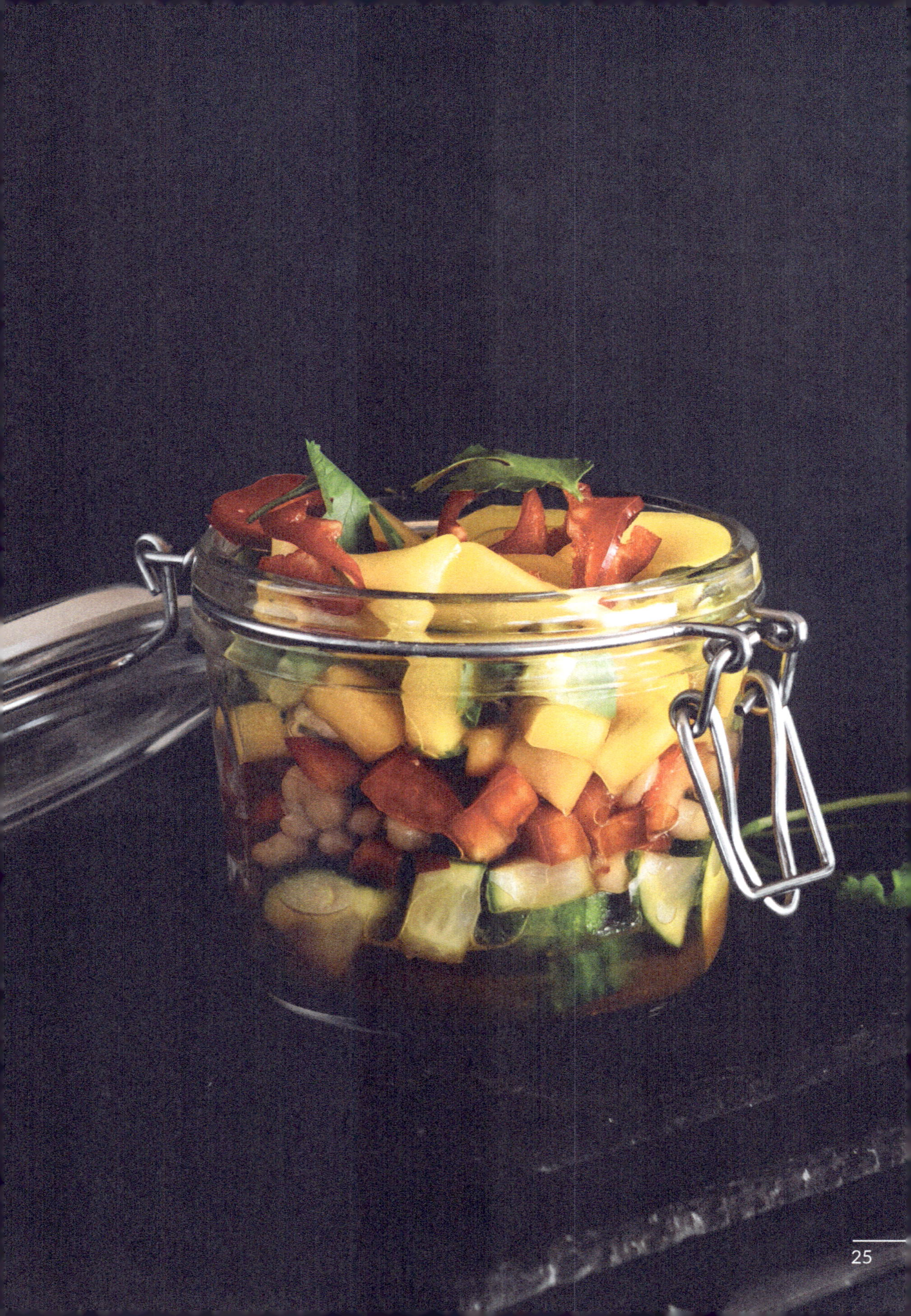

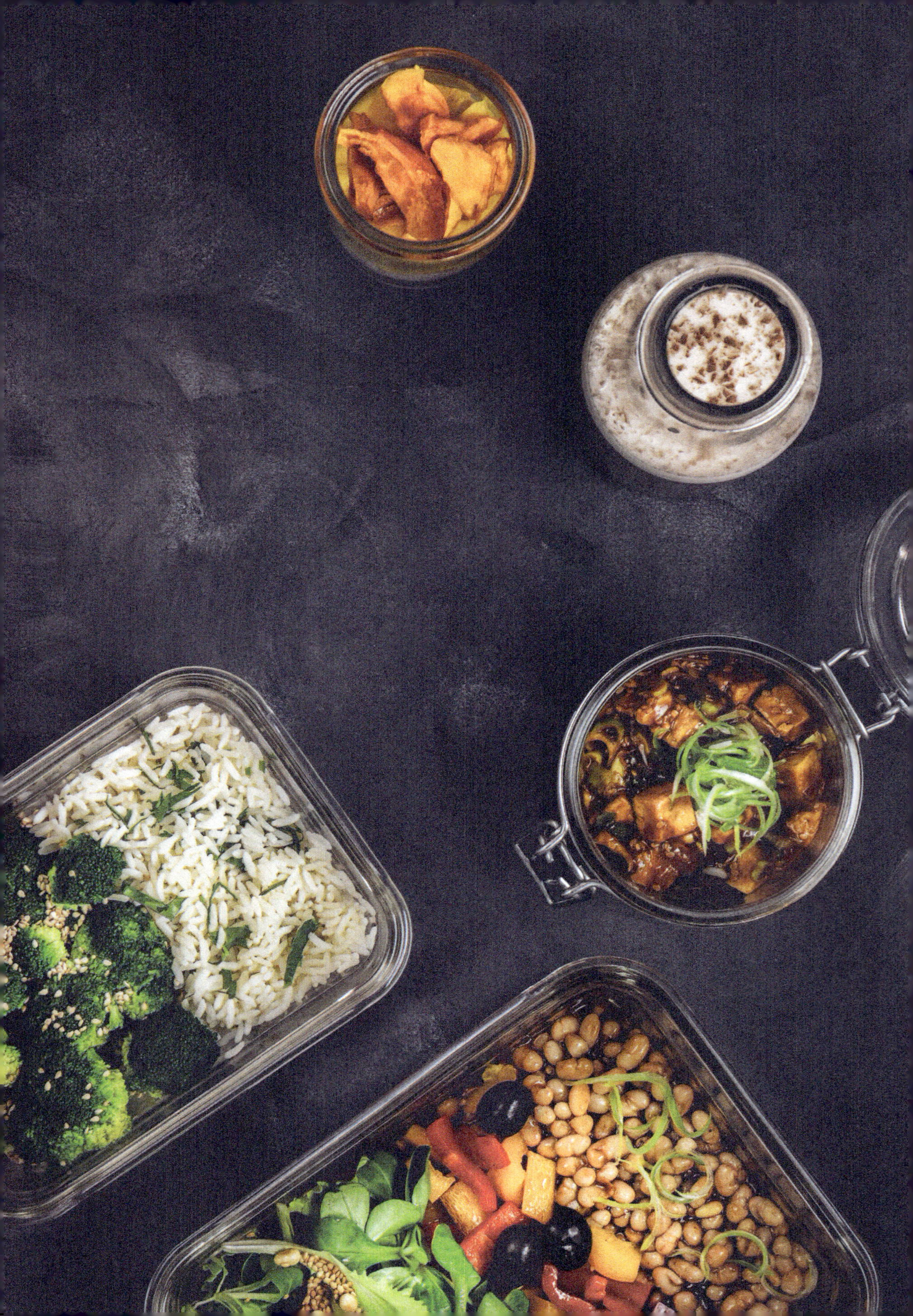

MENÜ 3

TROPICAL-CHIA-PUDDING

TOFU SÜSS-SAUER
MIT REIS UND BROKKOLI

BOHNEN-FELDSALAT MIT OLIVEN

ZUTATENLISTE

150 ml Ahornsirup
Balsamico-Essig
4 EL Balsamico-Crème
450 g Banane
600 g Brokkoli
80 g Chiasamen
1 Chili
250 g Feldsalat
1 Bund Frühlingszwiebeln
1 gelber Paprika
1 TL geriebener Ingwer
40 g getrocknete Mango
2 Knoblauchzehen
40 g Kokos-Chips
120 g Maisstärke
250 ml Mandelmilch ungesüßt
400 g Mango
16 Oliven entkernt
60 ml Olivenöl
Pfeffer
40 g Pinienkerne
250 g Reis
1 EL Reisessig
1 roter Paprika
Salz
40 g Sesam
500 g Sojajoghurt natur
60 ml Sojasoße
500 g Tofu
120 g Tomatenmark
500 g weiße Bohnen
(gekocht & abgetropft)

KCAL	EIWEISS	KOHLENHYDRATE	FETT
1614	59,1 g	177,2 g	58,6 g

TROPICAL-CHIA-PUDDING

ZUTATENLISTE

80 g Chiasamen
250 ml Mandelmilch ungesüßt
500 g Sojajoghurt natur
400 g Mango
450 g Banane
120 ml Wasser

TOPPING:
40 g getrocknete Mango
40 g Kokosnusschips
40 ml Ahornsirup

ZUBEREITUNG

Die Chiasamen in 120ml Wasser für 5min einweichen.

Mango, Bananen und Mandelmilch im Standmixer mixen.

Die aufgeweichten Chiasamen mit dem Mango-Bananen-Mix vermengen.

Das Chia-Gemisch auf 4 Gläser gleichmäßig aufteilen, mit dem Joghurt beschichten. Anschließend mit getrockneter Mango, Kokoschips und Ahornsirup toppen.

KCAL	EIWEISS	KOHLENHYDRATE	FETT
437	11,1 g	47,7 g	17,3 g

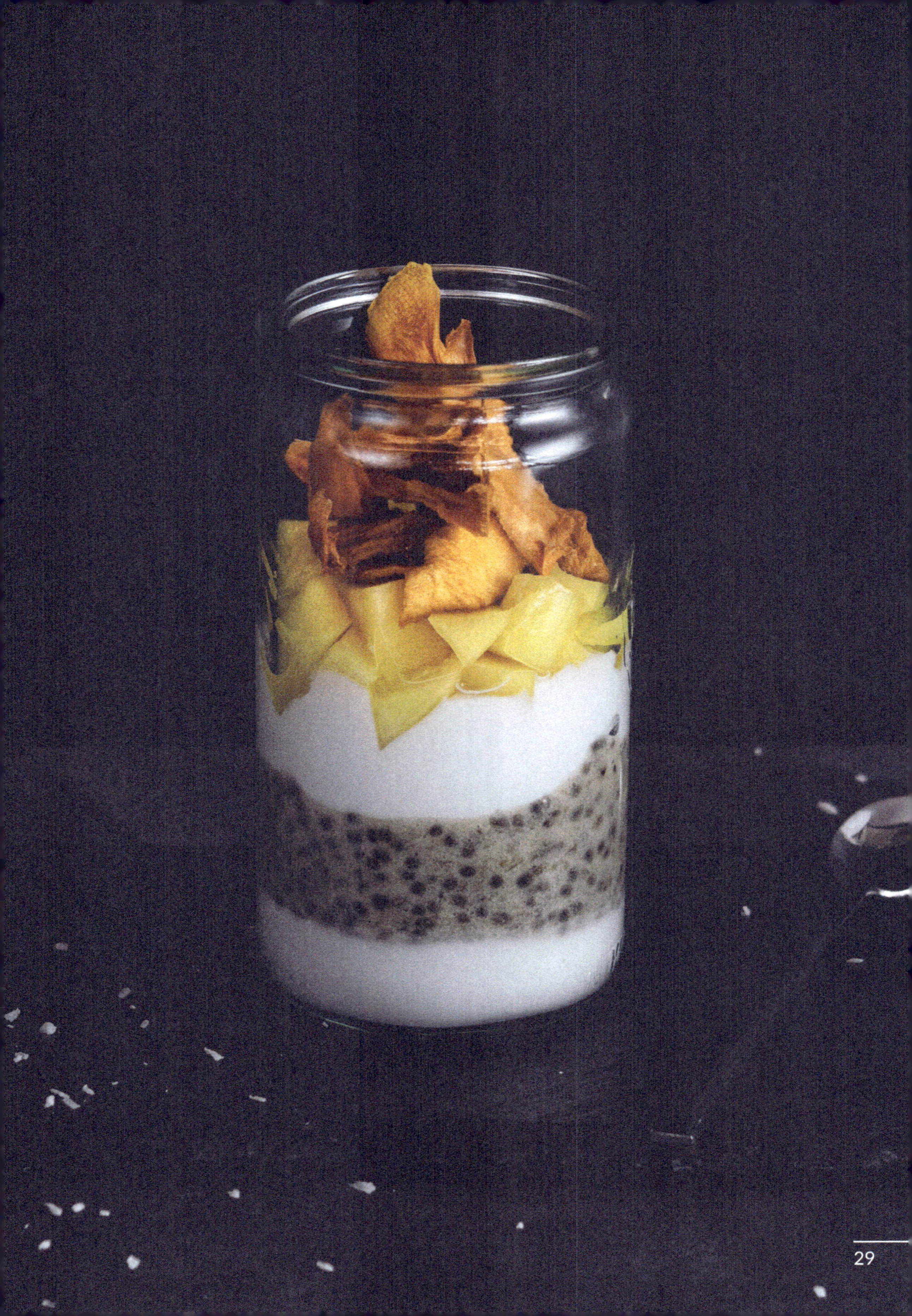

TOFU SÜSS-SAUER

MIT REIS UND BROKKOLI

ZUTATENLISTE

500 g Tofu (gewürfelt und getrocknet)
120 g Maisstärke
80 ml Ahornsirup
60 ml Sojasoße
60 g Tomatenmark
30 ml Olivenöl
20 g Sesam
1 Chili (gehackt)
1 EL Reisessig
2 Knoblauchzehen (gehackt)
120 ml Wasser
1 TL Ingwer (gerieben)
250 g Reis (gekocht)
4 Frühlingszwiebeln (gehackt)
600 g Brokkoli (gedünstet)

ZUBEREITUNG

40 g Maisstärke in 120 ml Wasser verrühren.

Knoblauch, Ingwer und Chili in einer Pfanne mit 1 EL Öl anschwitzen.

Ahornsirup, 30 ml Sojasoße, Tomatenmark, Reisessig und Mais-Wassermischung einrühren und eindicken lassen, anschließend vom Herd nehmen und zur Seite stellen.

Die trockenen Tofu-Würfel in eine Schüssel geben.
80 g Maisstärke, 30 ml Sojasauce und 1 EL Öl hinzufügen und gut mischen.

Einen weiteren EL Öl in einer Pfanne bei mittlerer Hitze erhitzen. Die Tofu-Würfel dazugeben und von jeder Seite ca. 3 Minuten goldbraun und knusprig braten.

Soße hinzufügen, mit dem Tofu vermengen und kurz erwärmen.

Reis, Brokkoli und Tofu auf 4 Gefäße aufteilen und mit Frühlingszwiebeln und Sesam toppen.

KCAL	EIWEISS	KOHLENHYDRATE	FETT
776	34,2 g	89,9 g	23,6 g

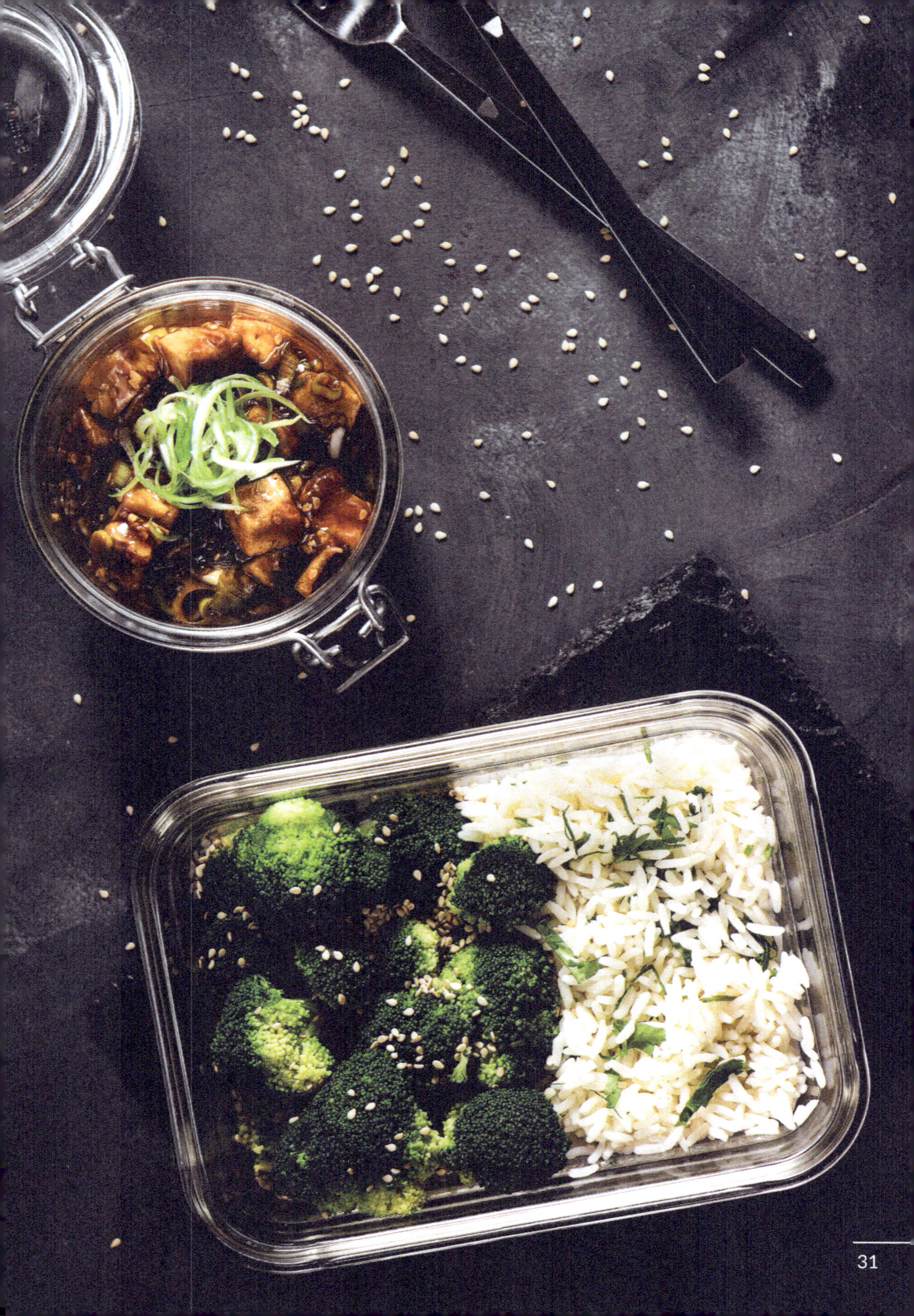

BOHNEN-FELDSALAT

MIT OLIVEN

ZUTATENLISTE

250 g Feldsalat (gewaschen)
1 roter Paprika (gewürfelt)
1 gelber Paprika (gewürfelt)
500 g weiße Bohnen
(gekocht und abgetropft)
16 Oliven (entkernt)
40 g Pinienkerne
20 g Sesam

DRESSING:
2 EL Olivenöl
4 EL Balsamico-Creme
2 TL Ahornsirup
2 EL Tomatenmark
1 EL Balsamico-Essig
Salz
Pfeffer

ZUBEREITUNG

Bohnen abtropfen und mit Salat, Gemüse und Oliven vermengen.

Pinienkerne und Sesam kurz in der Pfanne anbraten und über den Salat geben.

Dressing anrühren und in ein separates Gefäß geben.

Salat auf 4 Boxen oder Gläser verteilen und am Essenstag mit dem Dressing vermengen.

KCAL	EIWEISS	KOHLENHYDRATE	FETT
401	13,8 g	39,6 g	17,7 g

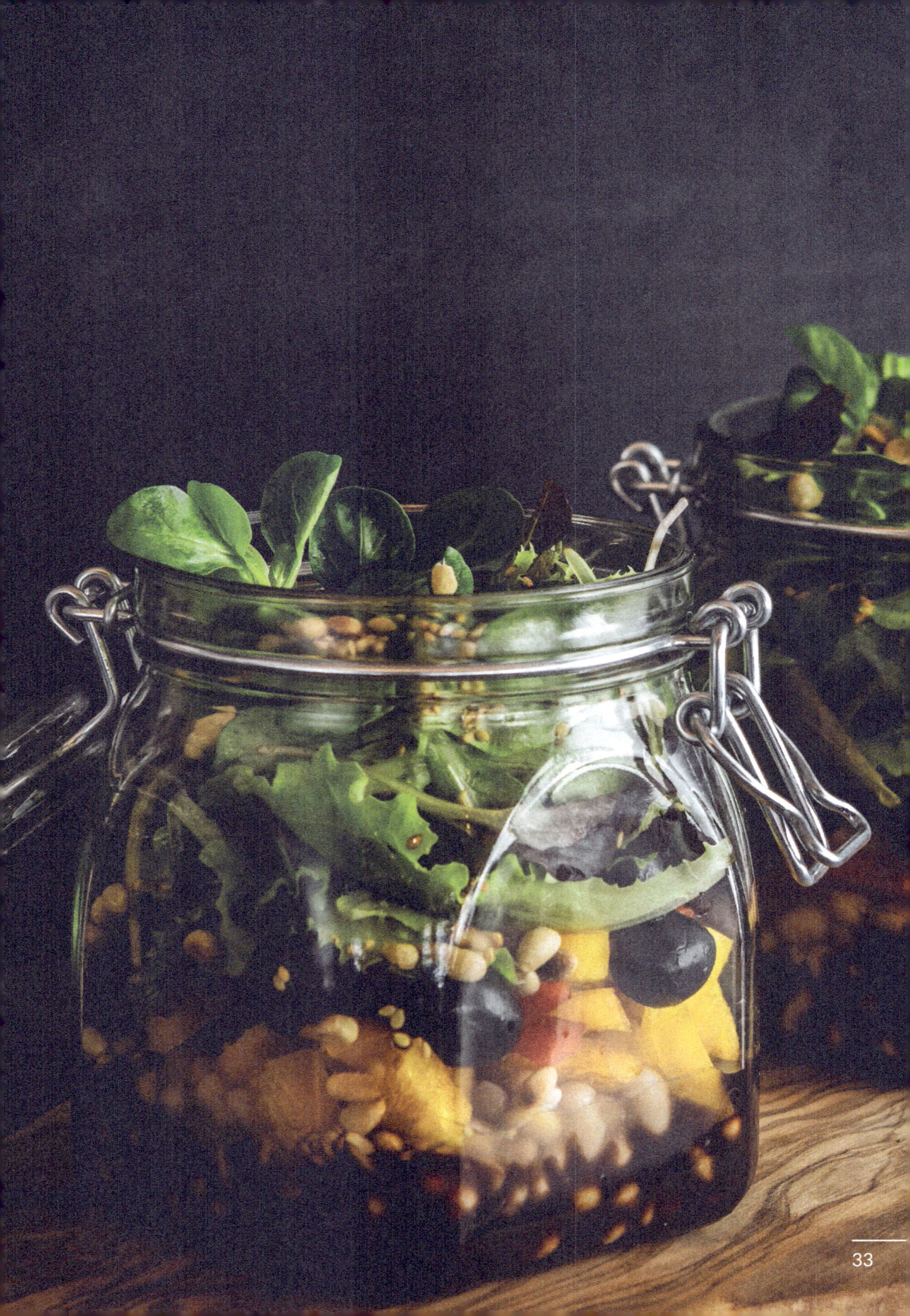

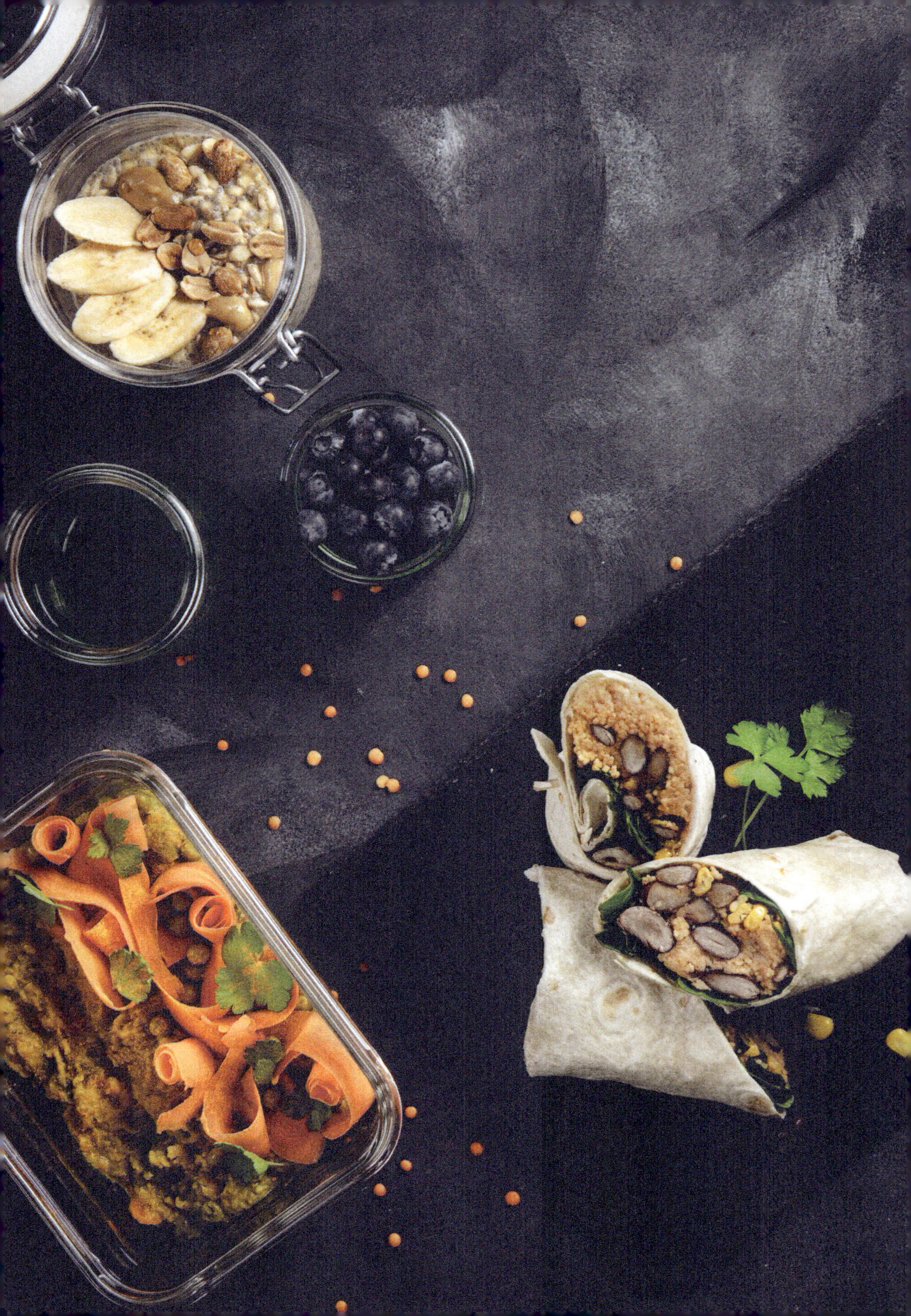

MENÜ 4

OVERNIGHT OATS MIT BANANE UND ERDNUSSMUS

COUSCOUS-BURRITO

LINSEN-ERBSEN-TOPF

ZUTATENLISTE

- 200 g Haferflocken
- 500 ml Mandelmilch ungesüßt
- 20 g Chiasamen
- 60 g Erdnussmus
- 4 Bananen
- 6 große Tortilla
- 200 g Couscous
- 7 Knoblauchzehen
- 2 Bird-Eye-Chili oder anderes Chilipulver nach Belieben
- 2 TL Kreuzkümmel
- ½ TL Paprikapulver geräuchert
- 90 ml Olivenöl
- 140 g süßer Mais abgetropft
- 255 g Kidneybohnen
- 30 ml Sojasoße
- 1 große rote Zwiebel
- 200 g Tomaten
- 90 ml Ahornsirup
- 180 ml Limettensaft (3 Limetten)
- 250 g Sojajoghurt
- 300 g Babyspinat
- 400 g rote Linsen
- 200 g TK-Erbsen
- 4 weiße Zwiebeln
- 4 Karotten
- 1 L Gemüsebrühe
- 200 g TK-Erbsen
- Kurkuma
- Currypulver
- Chilipulver
- Petersilie
- 400 g Heidelbeeren
- Salz & Pfeffer

KCAL	EIWEISS	KOHLENHYDRATE	FETT
1548	64,4 g	231,1 g	28,8 g

OVERNIGHT OATS

MIT BANANE UND ERDNUSSMUS

ZUTATENLISTE

200 g Haferflocken
500 ml Mandelmilch ungesüßt
20 g Chiasamen
60 g Erdnussmus
60 ml Ahornsirup
4 Bananen

ZUBEREITUNG

Haferflocken, Chiasamen, Ahornsirup und Erdnussmus in einer Schüssel vermengen und auf 4 Gefäße aufteilen.

Am Abend vor dem Essenstag ein Glas mit 125 ml Mandelmilch auffüllen, umrühren und in den Kühlschrank stellen.

Am Essenstag zusammen mit der Banane genießen.

KCAL	EIWEISS	KOHLENHYDRATE	FETT
498	14 g	71 g	14,1 g

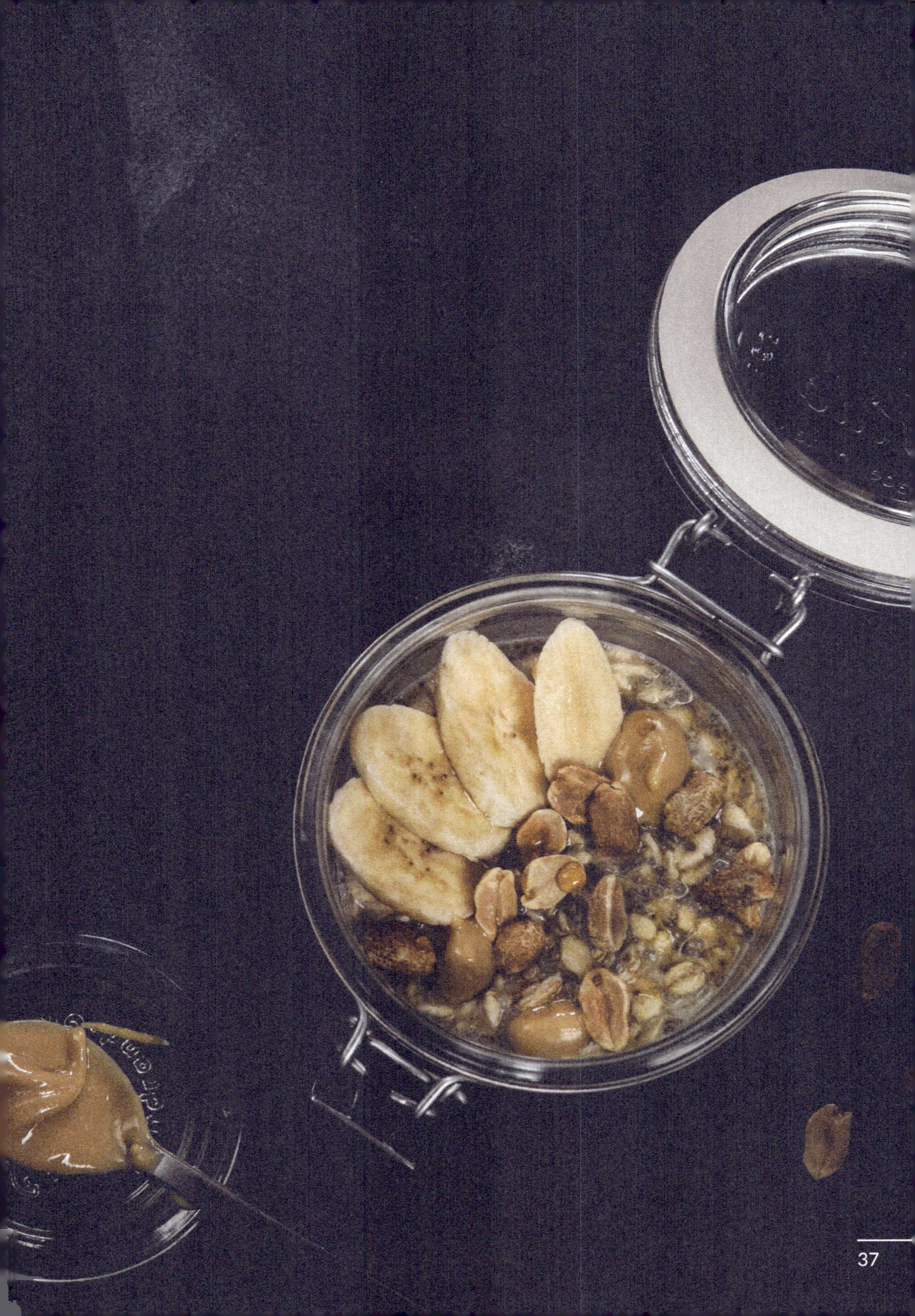

COUSCOUS-BURRITO

ZUTATENLISTE

6 große Tortillas (370 g)
200 g Couscous
3 Stück Knoblauchzehen (gehackt)
2 Chilischoten
2 TL Kreuzkümmel
1/2 TL Paprikapulver geräuchert
250 ml kochend heißes Wasser
30 ml Olivenöl
140 g Mais (abgetropft)
255 g Kidneybohnen (abgetropft)
30 ml Sojasoße
1 rote Zwiebel (gehackt)
200 g Tomaten (geviertelt)
30 ml Ahornsirup
180 ml Limettensaft (3 Limetten)
250 g Sojajoghurt
100 g Babyspinat
Salz

1 Portion ≈ 1 1/2 Burritos

ZUBEREITUNG

Couscous, 1 Stück Knoblauch, 1 Chili, 1 TL Kreuzkümmel, Paprikapulver und Meersalz in eine große Schüssel geben. Mit dem kochend heißen Wasser übergießen, umrühren und 5 Minuten ziehen lassen.

1 Stück Knoblauch, Mais, Kidneybohnen, 1 TL Kreuzkümmel, 30 ml Sojasoße, 1 TL Olivenöl und 60 ml Limettensaft vermengen.

1 Stück Knoblauch, Zwiebel, Tomaten, Chili, 15 ml Ahornsirup, 60 ml Limettensaft und Salz zu einer Soße mixen.

250 g Joghurt, 60 ml Limettensaft und 15 ml Ahornsirup in einer Schale vermengen.

Die Tortillas aufwärmen und nach Belieben mit Couscous, Bohnengemüse, Spinat, Tomatensalsa und Joghurtsauce füllen. Zu einem Wrap zusammenfalten (eine Seite zuerst einklappen, dann die beiden anderen Seiten einklappen, bis ein Burrito entstanden ist) und in Alufolie einpacken.

KCAL	EIWEISS	KOHLENHYDRATE	FETT
551	19,4 g	94,8 g	8 g

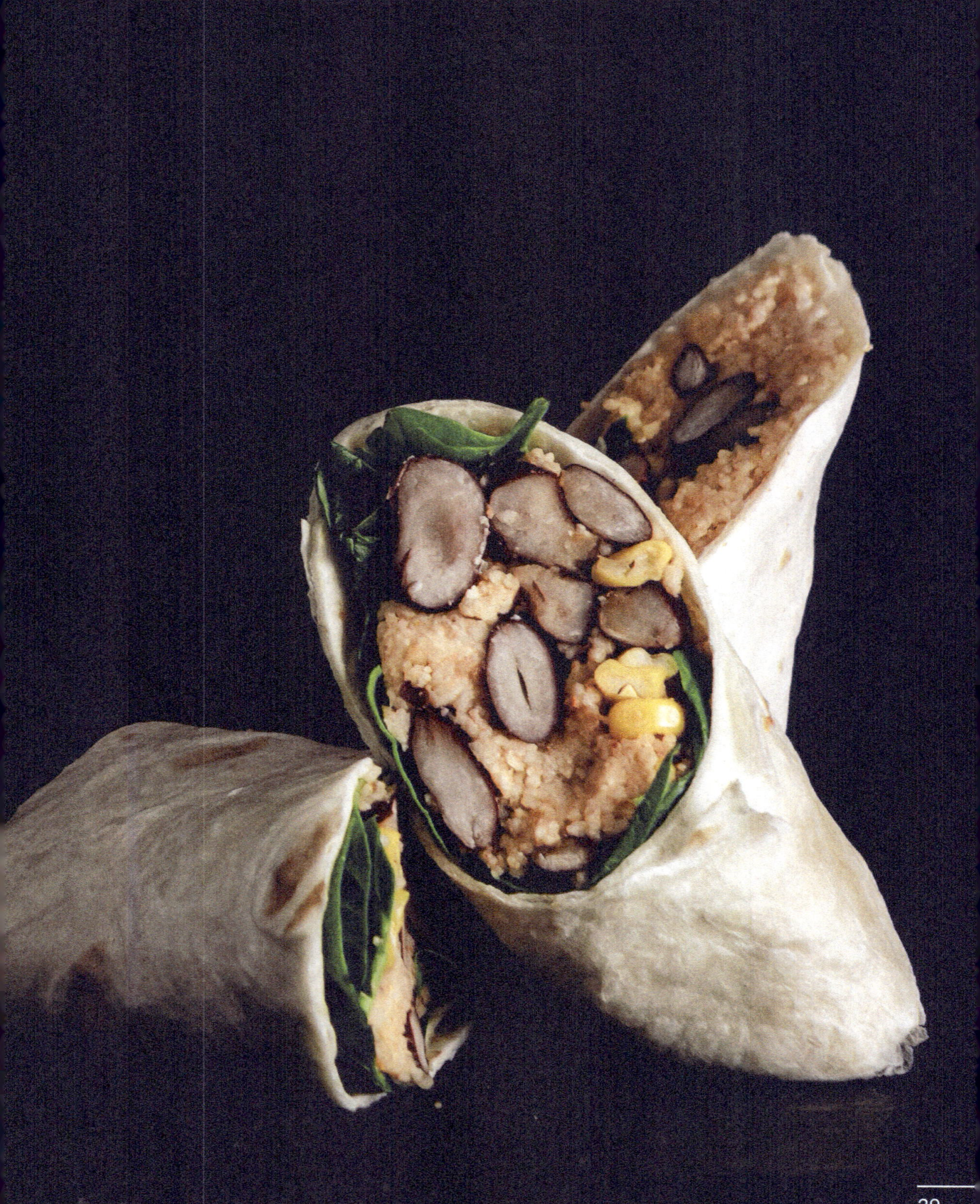

LINSEN-ERBSEN-TOPF

ZUTATENLISTE

- 400 g rote Linsen (roh)
- 4 Knoblauchzehen (gehackt)
- 200 g TK-Erbsen
- 4 Zwiebeln (gehackt)
- 4 Karotten (in Scheiben)
- 2 TL Olivenöl
- 1 L Gemüsebrühe
- 1 TL Kurkuma
- 1 TL Currypulver
- 1 TL Chilipulver
- Petersilie
- Salz & Pfeffer

ZUBEREITUNG

Knoblauch mit Zwiebeln und Karotten im Olivenöl 5 Minuten andünsten.

Linsen und Erbsen hinzugeben und gemeinsam anrösten.

Mit Kurkuma, Currypulver und Chili würzen und mit der Gemüsebrühe ablöschen.

Mit Petersilie bestreuen und für 10 bis 12 Minuten köcheln lassen – mit Salz und Pfeffer abschmecken.

Auf 4 Gefäße aufteilen.

KCAL	EIWEISS	KOHLENHYDRATE	FETT
499	31 g	65,3 g	6,7 g

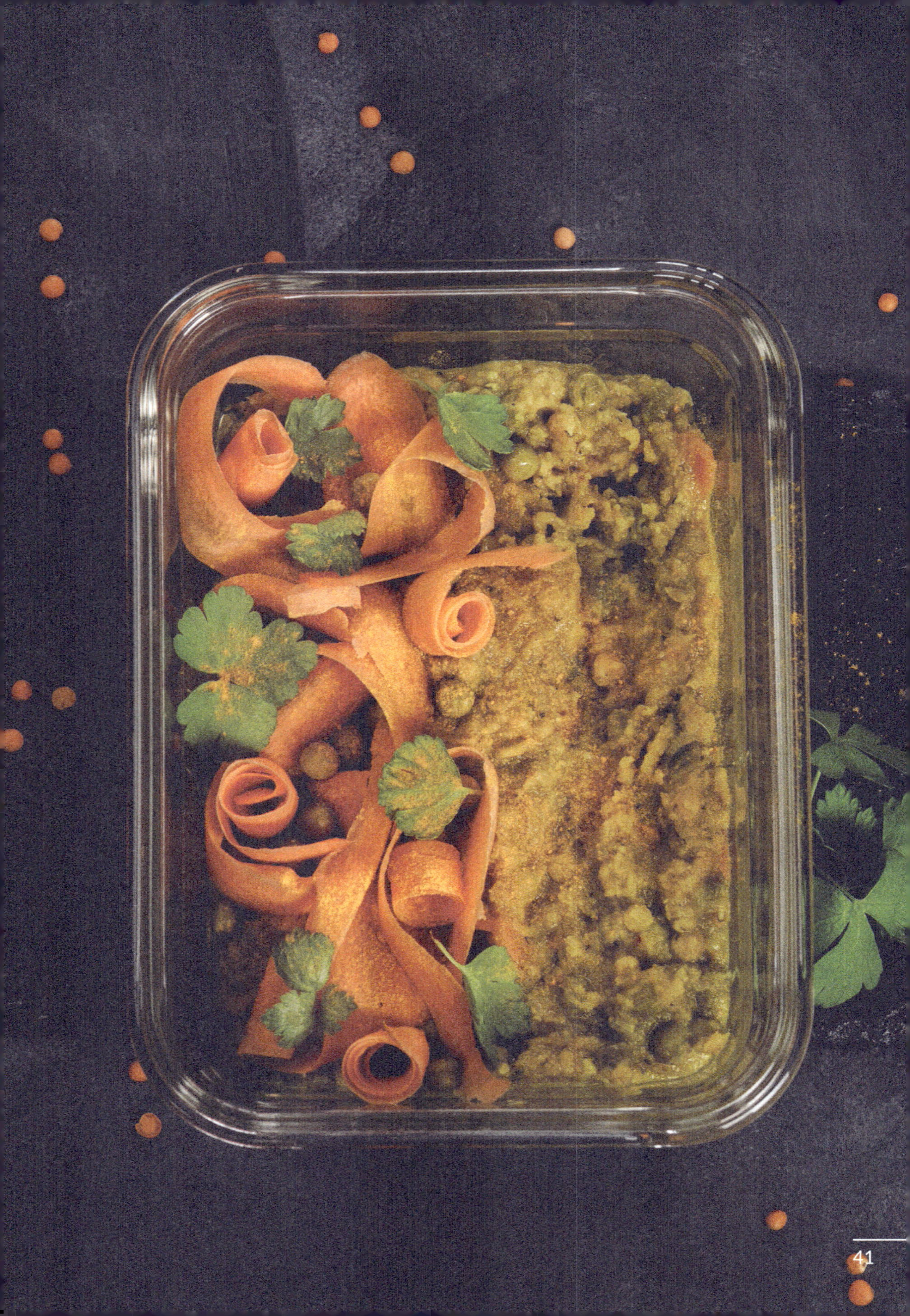

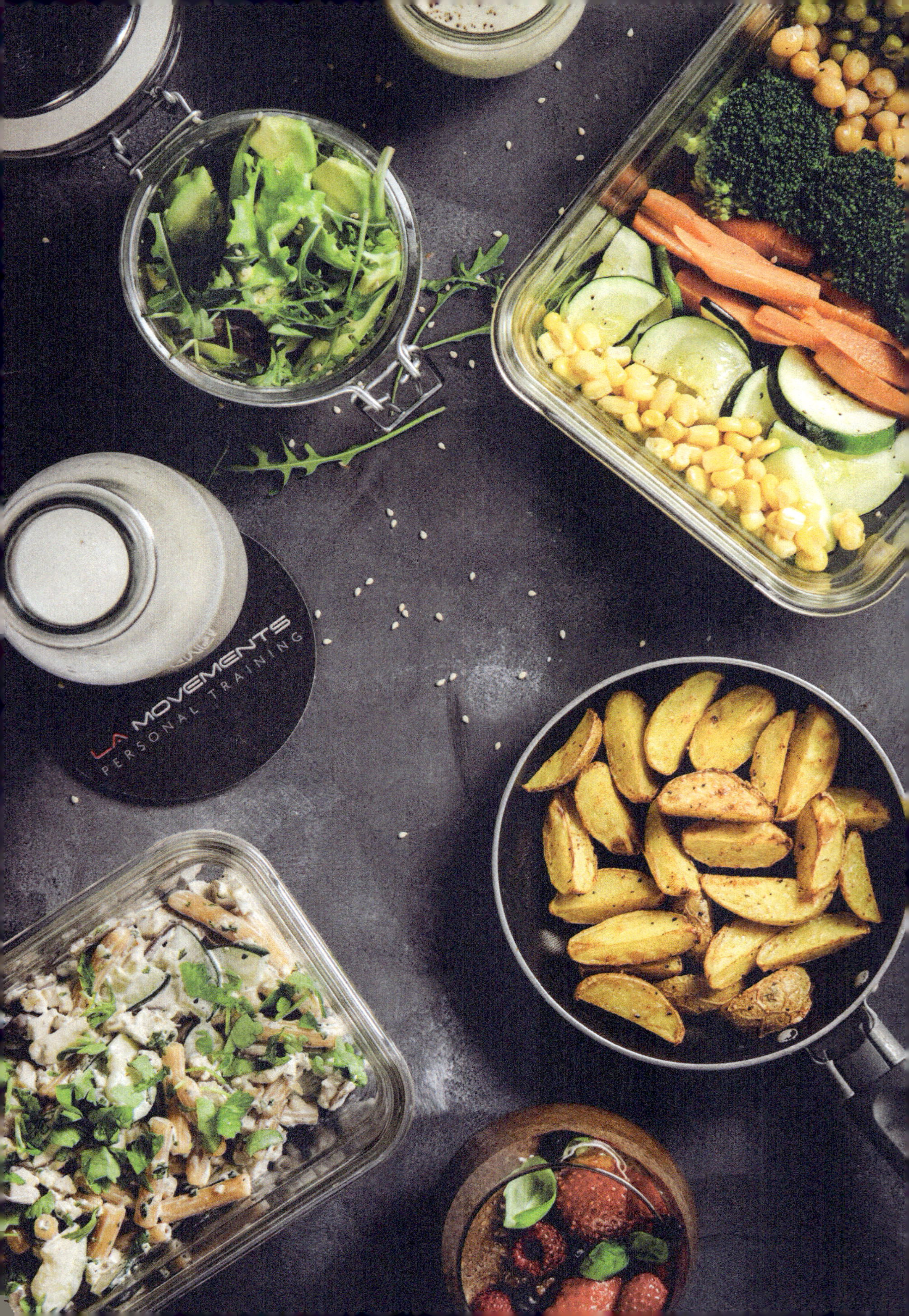

LA MOVEMENTS
PERSONAL TRAINING

MENÜ 5

SCHOKO-CHIA-PUDDING

POWER-BUDDA-BOWL

NUDELN MIT VEGANER SAHNESOSSE

ZUTATENLISTE

160 g Chiasamen
1 L Mandelmilch ungesüßt
20 Datteln (entkernt und gehackt)
250 g Beeren
20 g Eiweißpulver (Schoko)
4 Bananen
125 g Rucola
125 g Salat
8 Knoblauchzehen
4 Karotten
4 Zucchini
500 g Kartoffeln
140 g Mais
140 g Erbsen
2 Avocados
300 g Brokkoli
60 ml Olivenöl
400 g Sojajoghurt
30 ml weißer Balsamico
20 ml Ahornsirup
Paprikapulver
Knoblauchpulver
Salz & Pfeffer
Zitronensaft
2 rote Zwiebeln
250 g Nudeln aus Hülsenfrüchten
500 g Tofu
250 g braune Champignons
2 Zwiebeln
240 g Kichererbsen
400 ml Soja Cuisine
60 g Leinsamen
260 g Spinat
Petersilie
Zimt (wenn gewünscht)

KCAL	EIWEISS	KOHLENHYDRATE	FETT
1442	67,5 g	116,8 g	64,6 g

SCHOKO-CHIA-PUDDING

ZUTATENLISTE

160 g Chiasamen
1 L Mandelmilch ungesüßt
20 Datteln (entkernt und gehackt)
20 g Eiweißpulver (Schoko)
250 g Beeren
Zimt nach Geschmack

ZUBEREITUNG

Chiasamen, Datteln und Eiweißpulver vermengen und auf 4 Gefäße aufteilen.

Am Abend vor dem Essenstag 250 ml Mandelmilch hinzufügen, umrühren, mit den Beeren toppen und in den Kühlschrank stellen.

KCAL	EIWEISS	KOHLENHYDRATE	FETT
420	10,2 g	40,8 g	61 g

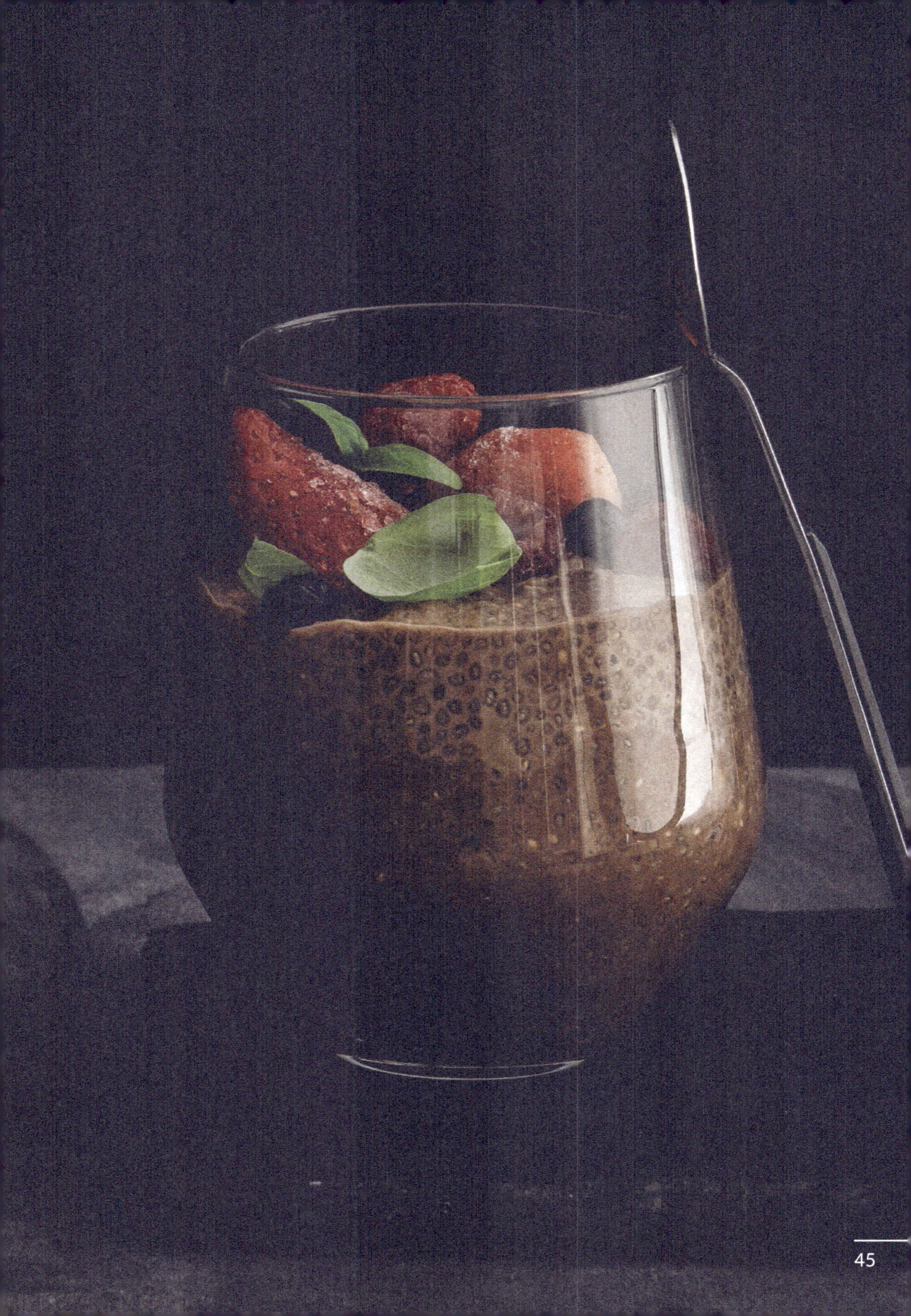

POWER-BUDDA-BOWL

ZUTATENLISTE

125 g Rucola
125 g Salat (gezupft)
2 Knoblauchzehen
4 Karotten (in Streifen)
2 Zucchini (gestückelt)
2 rote Zwiebeln (gestückelt)
500 g Kartoffeln
(in Spalten geschnitten)
140 g Mais
140 g Erbsen
240 g Kichererbsen
2 Avocados
300 g Brokkoli (in Röschen)
2 TL Olivenöl
1 TL Paprikapulver
1 TL Knoblauchpulver
Salz & Pfeffer

DRESSING:
400 g Sojajoghurt
2 Knoblauchzehen (gehackt)
30 ml weißer Balsamico
20 ml Ahornsirup
Zitronensaft

ZUBEREITUNG

Ofen auf 180 Grad Umluft vorheizen.

Die Kartoffeln mit 1 TL Olivenöl, Salz und Paprikapulver in einer Schüssel vermengen und auf ein Backblech geben.

Karotten, Zucchini und Zwiebeln zusammen mit den Kichererbsen, 1 TL Olivenöl, Salz, Pfeffer und Knoblauchpulver vermengen und auf das Backblech geben. Für ca. 20 Minuten in den Backofen schieben (bzw. bis zum Erreichen des gewünschten Gargrades) und die Kartoffelspalten goldbraun braten.

Das fertige Ofengemüse mit den Wedges vermengen und auf dem Salat verteilen. Erbsen und Mais hinzugeben.

Dressing zusammenrühren und in ein separates Gefäß geben.

Am Essenstag das Dressing und 1/2 Avocado frisch hinzugeben.

KCAL	EIWEISS	KOHLENHYDRATE	FETT
424	17,1 g	41,3 g	13,6 g

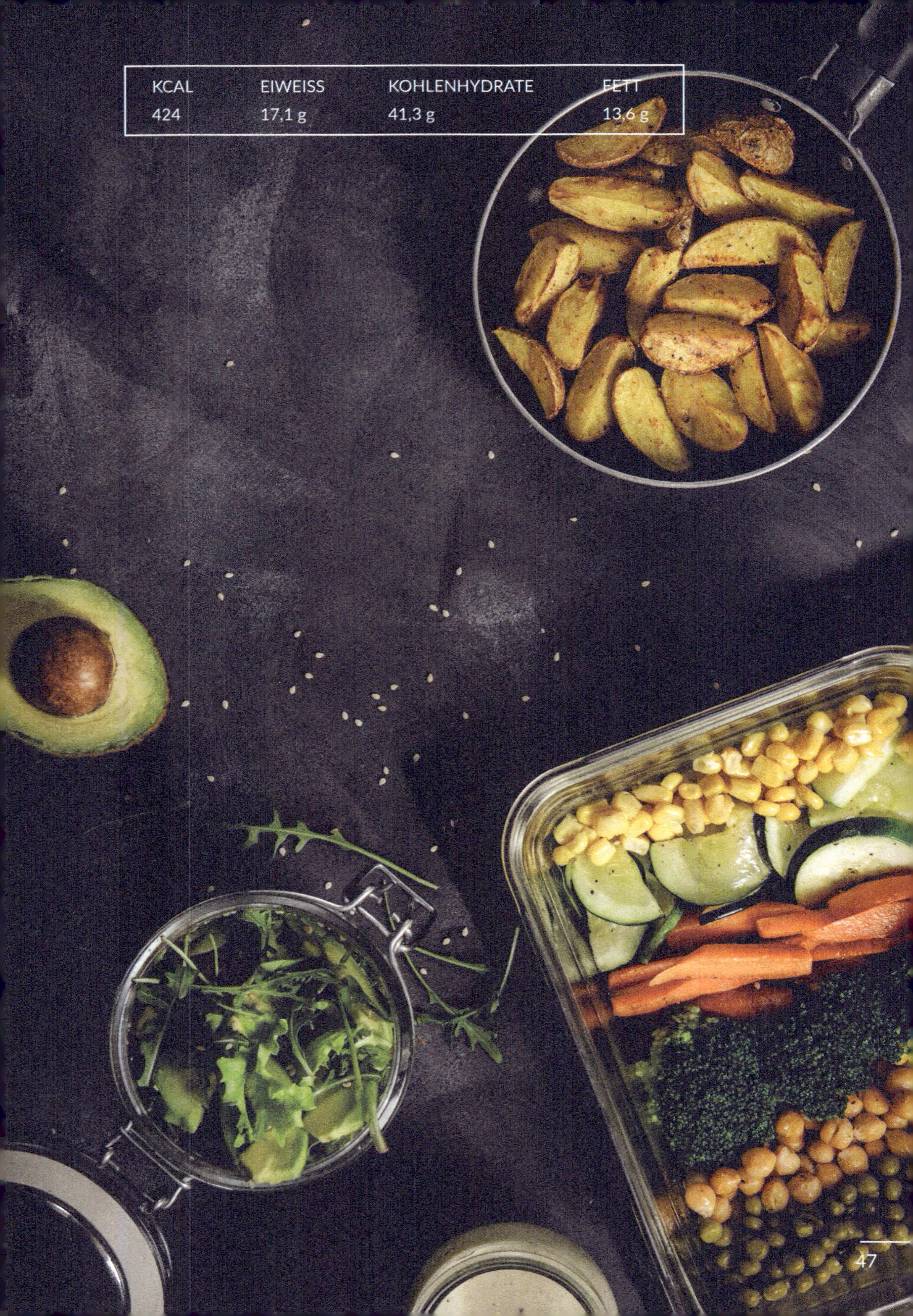

NUDELN

MIT VEGANER SAHNESOSSE

ZUTATENLISTE

250 g Nudeln aus Hülsenfrüchten
500 g Tofu
(gewürfelt und getrocknet)
250 g braune Champignons
(in Scheiben)
2 Zwiebeln (gehackt)
4 Knoblauchzehen (gehackt)

2 Zucchini (gewürfelt)
2 TL Olivenöl
400 ml Soja Cuisine
Petersilie
Salz & Pfeffer

ZUBEREITUNG

Nudeln nach Packungsanweisung zubereiten.

Zwiebeln und Knoblauch in einer Pfanne mit dem Öl glasig braten.

Den Tofu hinzugeben und kurz anbraten, danach das restliche Gemüse anbraten.

Mit der Soja Cuisine ablöschen und auf mittlerer Stufe köcheln lassen.

Nudeln hinzugeben, mit Salz und Pfeffer abschmecken und mit Petersilie toppen.

Auf 4 Gefäße verteilen.

KCAL	EIWEISS	KOHLENHYDRATE	FETT
598	40,2 g	34,7 g	30,5 g

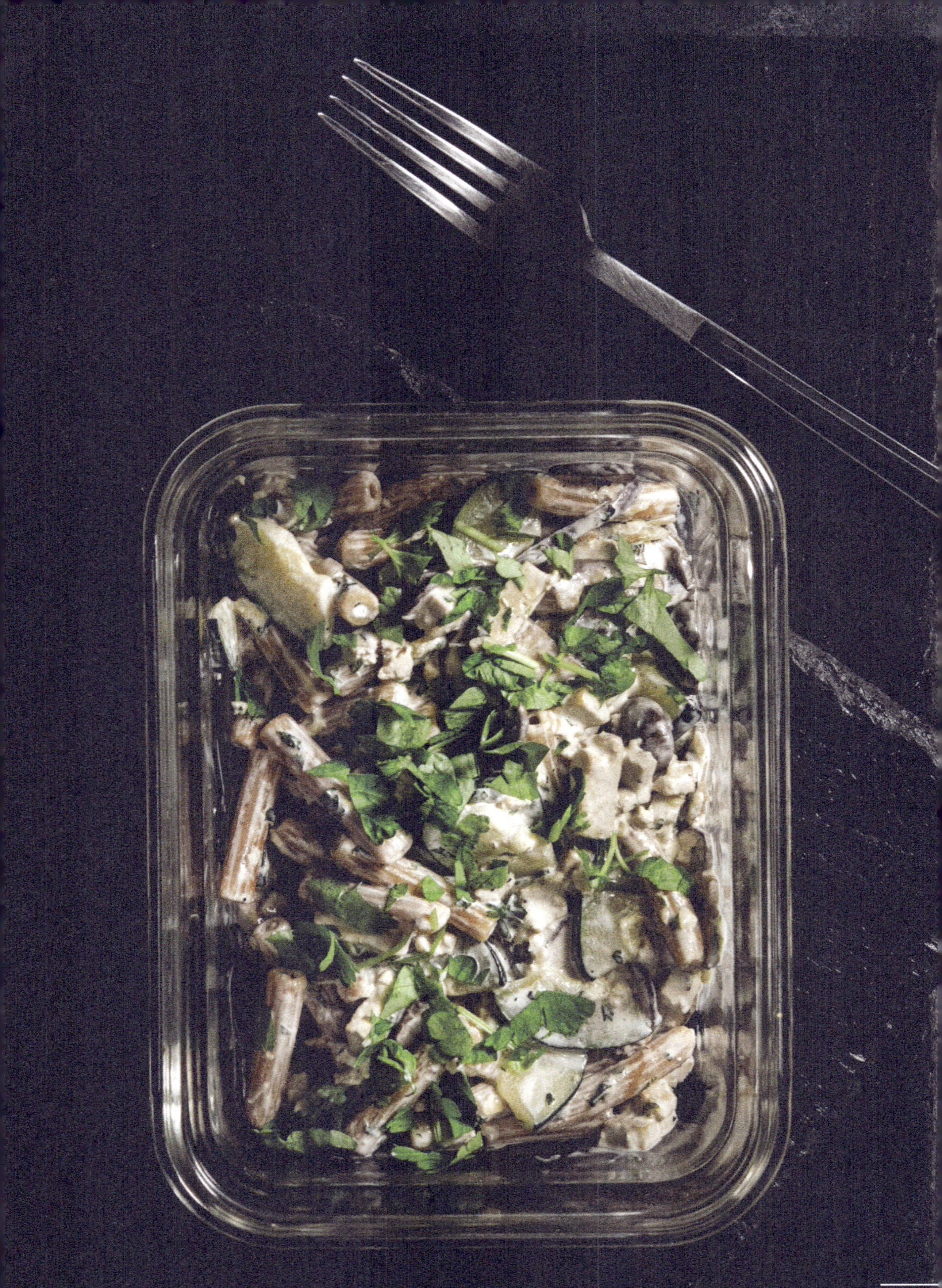

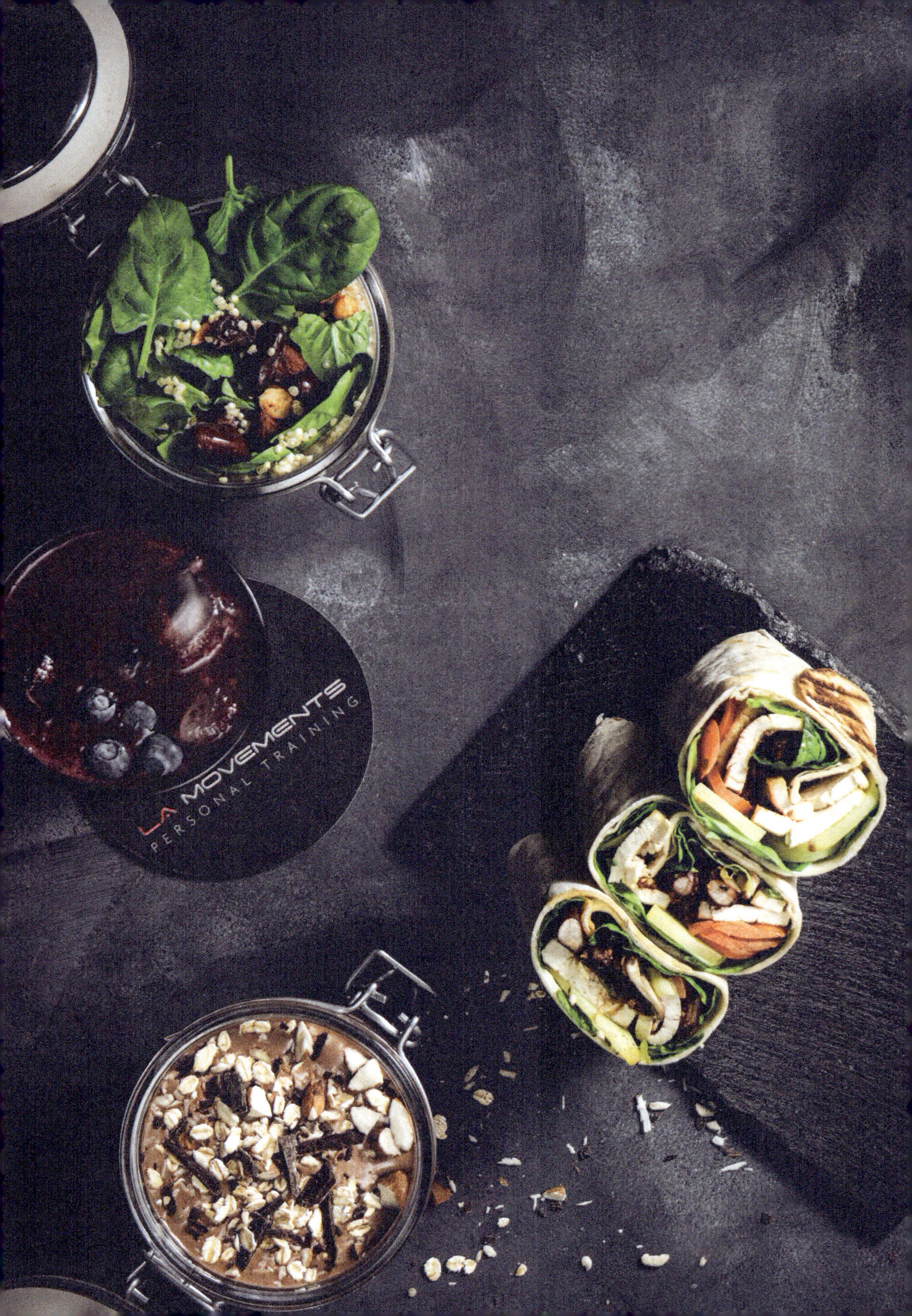
LA MOVEMENTS
PERSONAL TRAINING

MENÜ 6

MANDEL-SMOOTHIE-BOWL

TOFU-BURRITO

QUINOA-BOHNENBOWL

ZUTATENLISTE

60 ml Ahornsirup
185 g Babyspinat
2 EL Balsamico Essig
4 gefrorene Bananen
1 TL Cayennepfeffer
1 Chilischote
20 g dunkle Schokolade
3–4 Eiswürfel
20 g Eiweißpulver (Schoko)
½ Bund Frühlingszwiebeln
40 g Haferflocken
15 g Hefeflocken
200 g Kartoffeln
240 g Kichererbsen
500 g Kidneybohnen
1 Knoblauchzehe
60 ml Limettensaft
500 ml Mandelmilch ungesüßt
100 g Mandelmus
60 g Mandeln gehackt
20 g Mandelsplitter
2 EL Olivenöl
1 TL Paprika
150 g Pilze
120 g Quinoa
2 rote Zwiebeln
1 TL Salz
2 EL Sojasoße
400 g Tomaten
15 g Tomatenmark
6 Tortillas groß (370 g)
3 EL Wasser
Zitronensaft

KCAL	EIWEISS	KOHLENHYDRATE	FETT
1387	65,5 g	160,9 g	46,5 g

MANDEL-SMOOTHIE BOWL

ZUTATENLISTE

4 gefrorene Bananen
100 g Mandelmus
(Erdnussmus, Cashewnuss etc.)
20 g Eiweißpulver (Schoko)
500 ml Mandelmilch ungesüßt
3-4 Eiswürfel

TOPPING:
40 g Haferflocken
20 g dunkle Schokolade
20 g Mandelsplitter

ZUBEREITUNG

Am Essenstag die Bananen, das Mandelmus, die Mandelmilch und die Eiswürfel in den Mixer geben und zu einer cremigen Masse pürieren.

Anschließend mit Haferflocken, Schokolade und Mandelsplittern toppen.

KCAL	EIWEISS	KOHLENHYDRATE	FETT
427	16,5 g	40,8 g	19,9 g

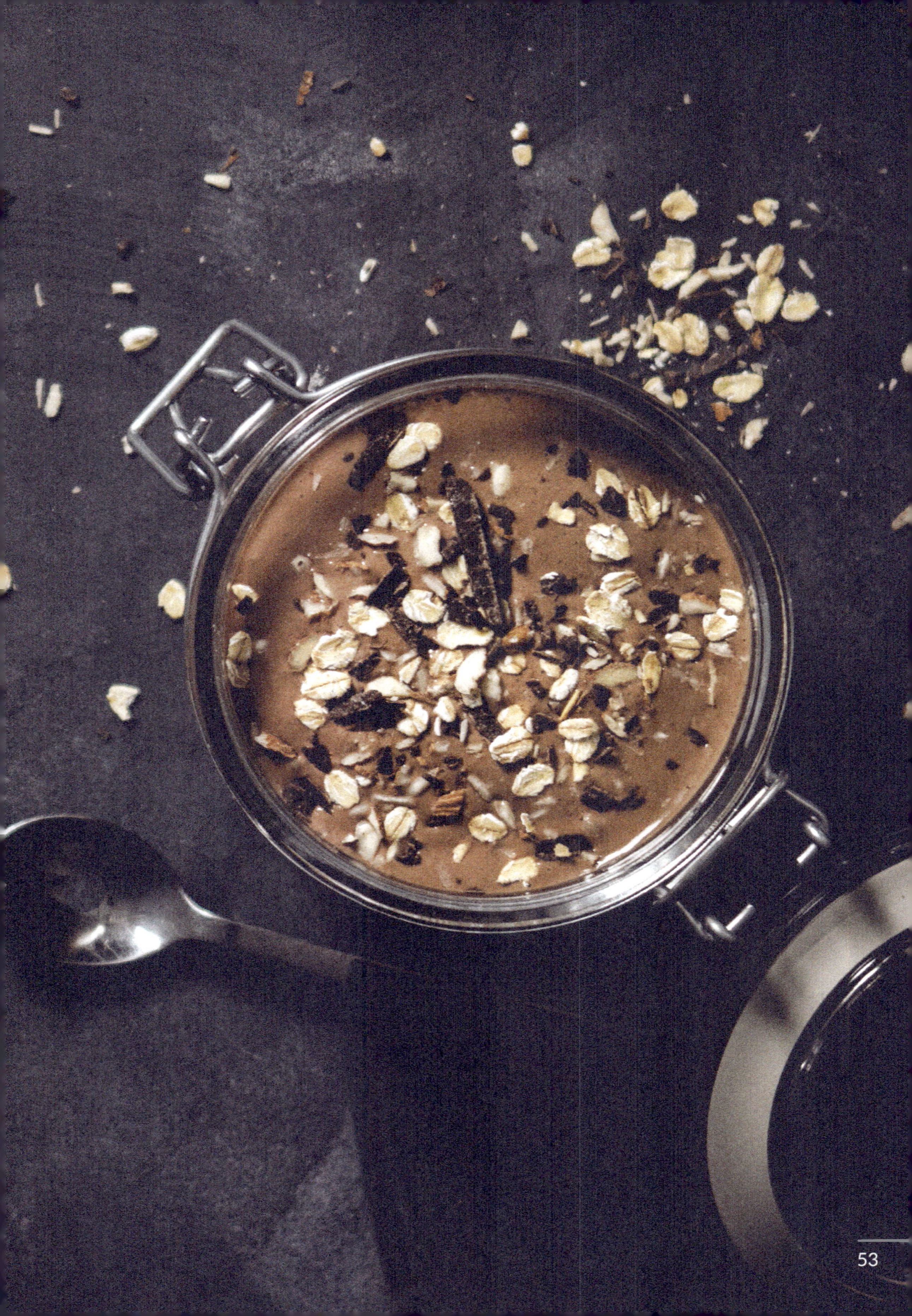

TOFU BURRITO

ZUTATENLISTE

6 Tortillas groß (370 g)
250 g Kidneybohnen
200 g Kartoffeln
(gekocht und klein gewürfelt)
1 EL Olivenöl
300 g Tofu (gewürfelt)
15 g Tomatenmark
60 g Babyspinat
200 g Tomaten (in Scheiben)
150 g Pilze (in Scheiben)
1/2 Bund Frühlingszwiebeln
(in Scheiben)

SALSADIP:
1 rote Zwiebel
15 ml Ahornsirup
60 ml Limettensaft
200 g Tomaten (geviertelt)
1 Chilischote
1 Knoblauchzehe (gehackt)

ZUBEREITUNG

Frühlingszwiebeln, Pilze, Tofu kleinschneiden und in einer Pfanne mit 1 EL Öl anbraten.

Tomatenmark, Schnittlauch und Petersilie hinzugeben.

Kartoffeln und Kidneybohnen hinzugeben und vermengen.

Tortilla wärmen und mit dem Tofu-Mix, den Tomaten und dem Spinat belegen.

Für die Salsa den Knoblauch, die Zwiebel, Tomaten, Chili, 15 ml Ahornsirup, 60 ml Limettensaft und Salz in eine Schüssel geben und gut miteinander vermischen oder mixen.

Salsa in die Tortilla hinzugeben oder später als Dip dazu genießen.

KCAL	EIWEISS	KOHLENHYDRATE	FETT
550	29,7 g	74,4 g	12,1 g

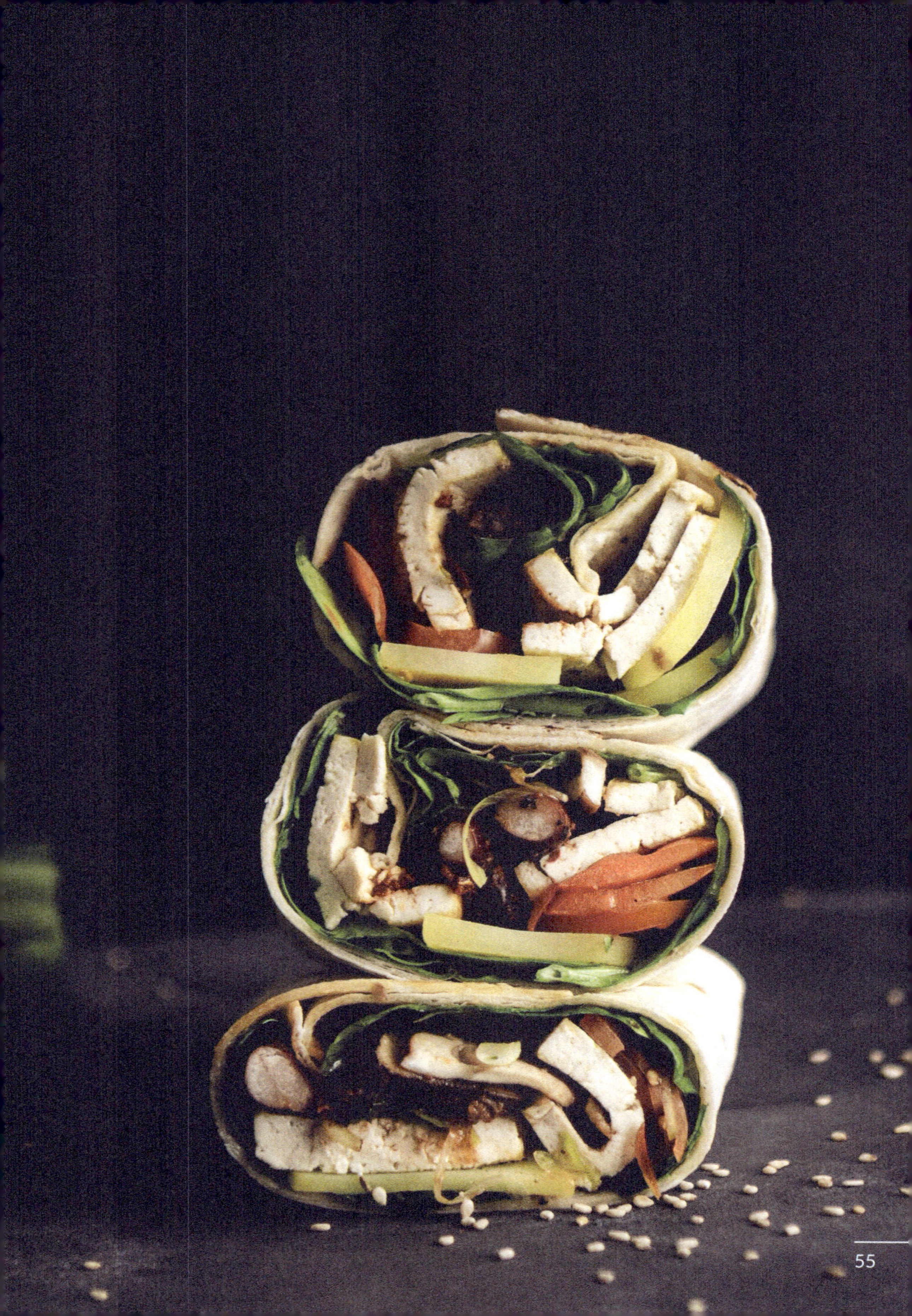

QUINOA-BOHNENBOWL

ZUTATENLISTE

120 g Quinoa (gekocht)
250 g Kidneybohnen
240 g Kichererbsen
60 g Mandeln (gehackt)
125 g Babyspinat
1 rote Zwiebel
1 EL Olivenöl
1 TL Salz
1 TL Paprika
1 TL Cayennepfeffer

DRESSING:
15 g Hefeflocken
2 EL Balsamico-Essig
2 EL Sojasoße
3 EL Ahornsirup
3 EL Wasser
Zitronensaft

ZUBEREITUNG

Quinoa nach Packungsanleitung zubereiten und zur Seite stellen.

Mandeln zusammen mit den Kichererbsen, Olivenöl, Salz, Paprikapulver und Cayennepfeffer in einer Schüssel vermengen.

Den Mandel-Mix in eine Pfanne geben und bei regelmäßigem Umrühren 5–10 Minuten anrösten.

Zwiebel und Kidneybohnen hinzugeben und nochmals 5 Minuten rösten.

Für das Dressing Hefeflocken, Balsamico-Essig, Sojasoße, Ahornsirup, Wasser und einen Schuss Zitronensaft mixen und in ein separates Gefäß geben.

Quinoa, Mandelmix und Spinat auf 4 Gefäße aufteilen.

Am Essenstag das Dressing frisch dazugeben.

KCAL	EIWEISS	KOHLENHYDRATE	FETT
410	19,3 g	45,7 g	14,5 g

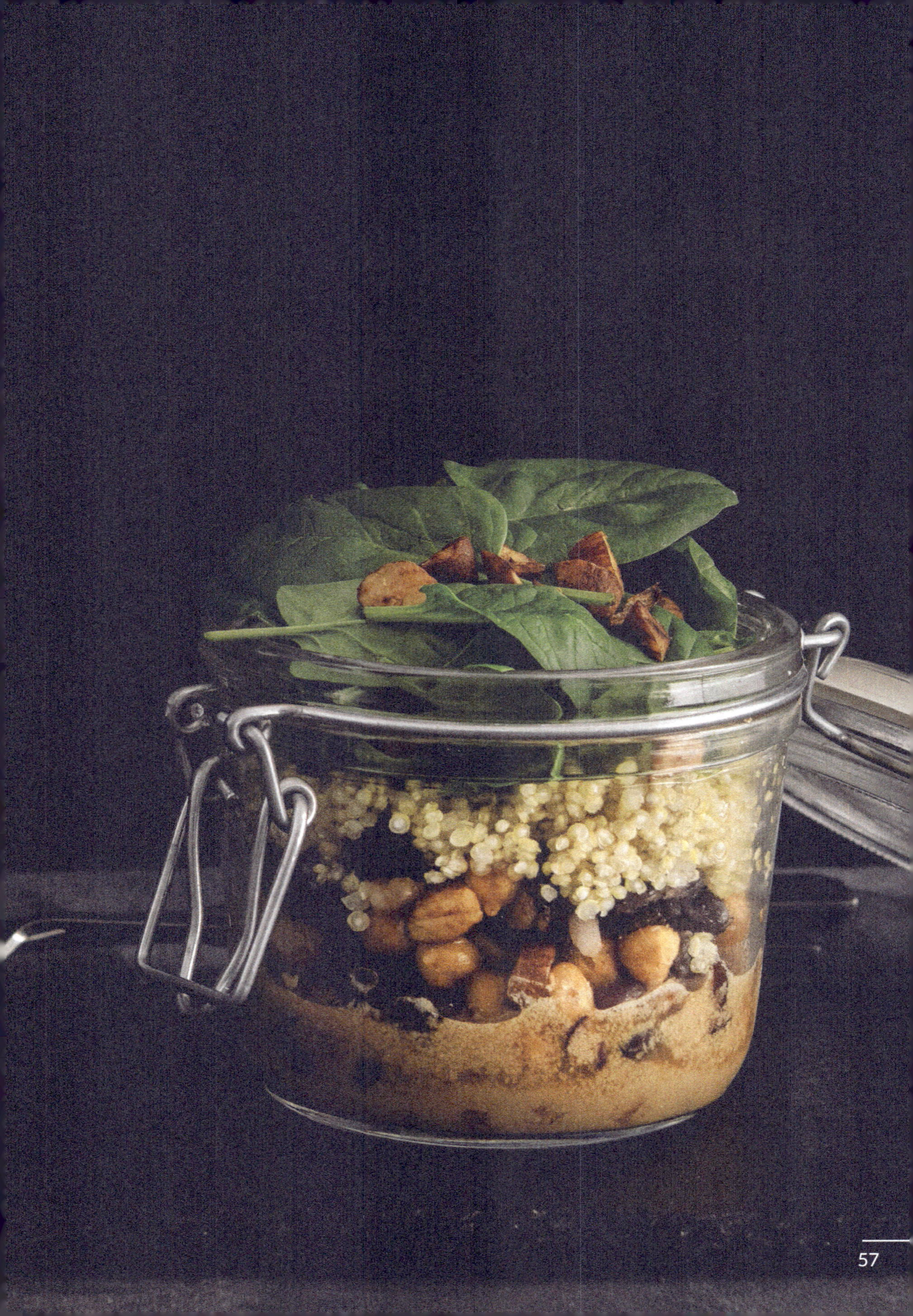

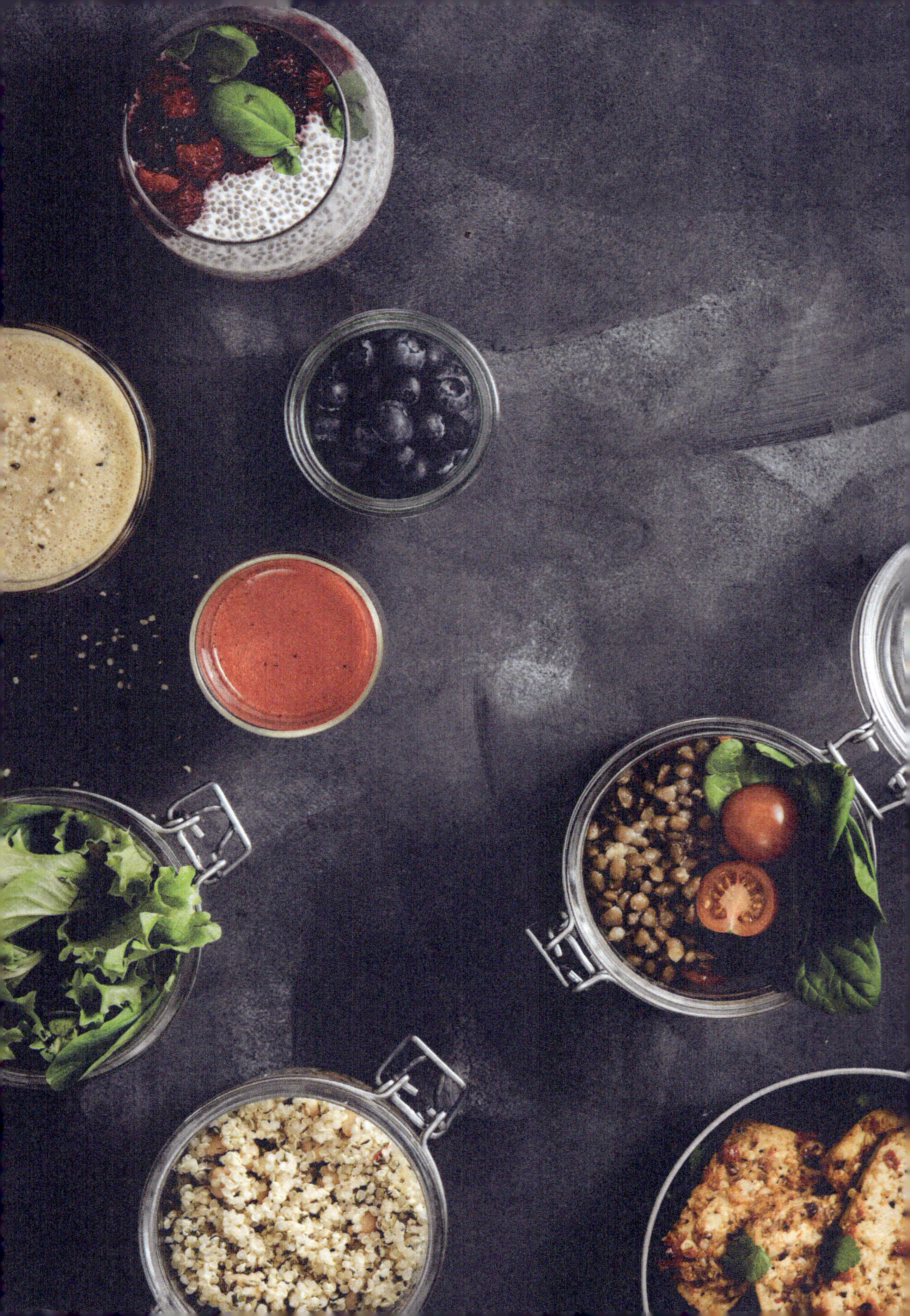

MENÜ 7

HIMBEER-CHIA-PUDDING

TOFU-QUINOA

LINSEN-BOHNENSALAT

ZUTATENLISTE

95 ml Ahornsirup
1 Apfel
30 ml Balsamico-Essig
Basilikum
125 g Blattsalat
250 g Blattspinat oder Salat
100 g Chiasamen
2 Chilischote
20 g Erdnussmus
10 ml Essig
2 TL geräucherter Paprika
20 Himbeeren
600 g Himbeeren TK
40 g Kapern
240 g Kichererbsen
500 g Kidneybohnen
3 Knoblauchzehen
60 ml Limettensaft
500 g Linsen
500 ml Mandelmilch
20 g Mandelsplitter
20 ml Olivenöl
1 TL Oregano
1 TL Paprikapulver edelsüß
Petersilie
1 TL Pfeffer
200 g Quinoa
1 rote Zwiebel
½ TL Salz
250 g Sojajoghurt
10 ml Sojasoße
2 TL Tabasco
10 g Tahina
Thymian
500 g Tofu
400 g Tomaten
50 ml Traubenkernöl
10 ml Wasser
60 ml Weißweinessig
1 Zitrone

KCAL	EIWEISS	KOHLENHYDRATE	FETT
1358	60,8 g	126,3 g	60,5 g

HIMBEER-CHIA-PUDDING

ZUTATENLISTE

100 g Chiasamen
500 ml Mandelmilch
600 g Himbeeren TK
60 ml Ahornsirup
1 Apfel
20 g Mandelsplitter

ZUBEREITUNG

60 g Chiasamen mit einem Schneebesen in die Mandelmilch einrühren.

Die Himbeeren in einen Topf geben, erwärmen und die restlichen 40 g Chiasamen einrühren.

In einem Glas zuerst die Himbeermischung, dann die Milchmischung schichten.

Mit Apfelscheiben oder -raspeln und den Mandelsplittern toppen.

KCAL	EIWEISS	KOHLENHYDRATE	FETT
299	8,1 g	31,4 g	13,1 g

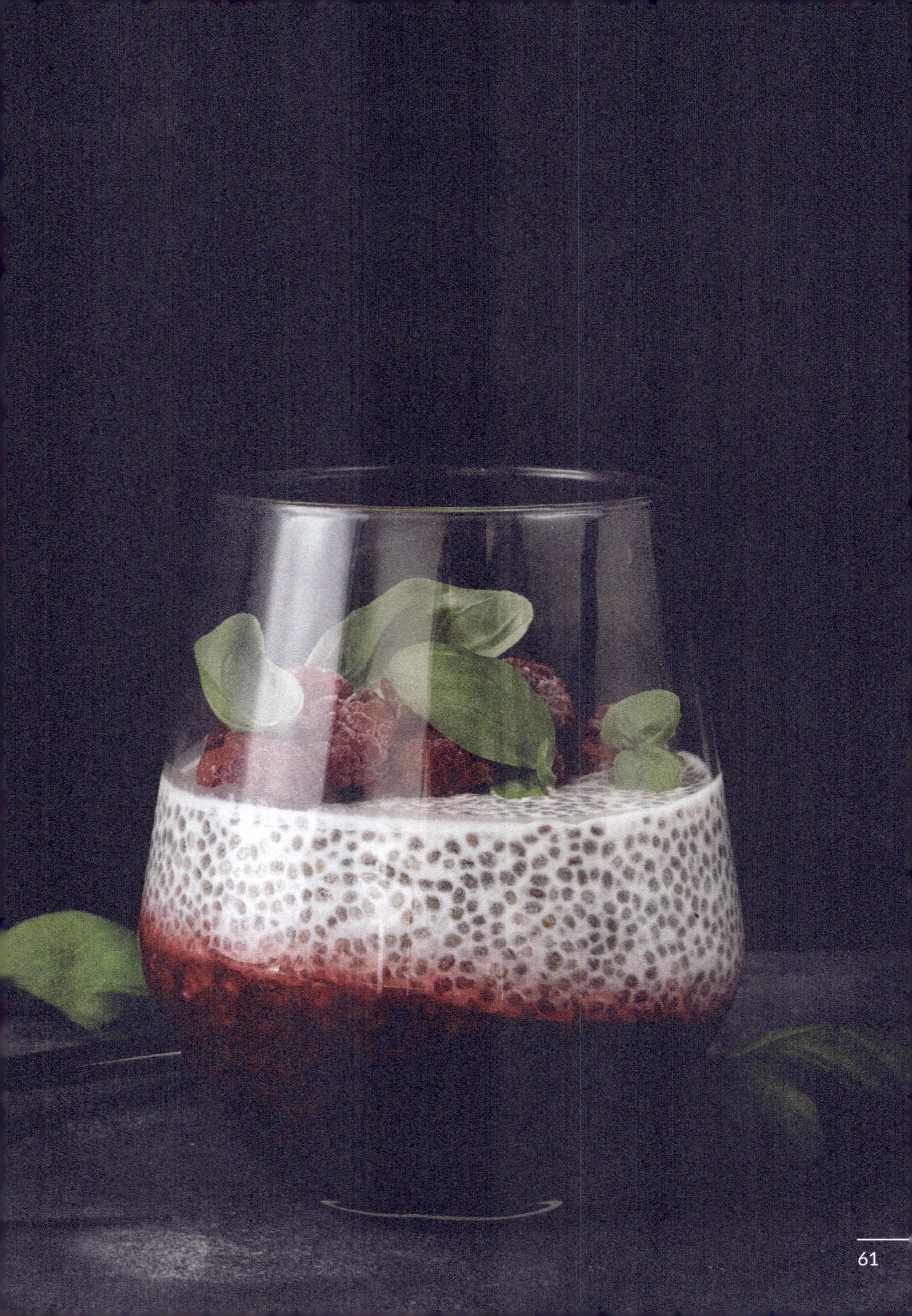

TOFU-QUINOA

ZUTATENLISTE

200 g Quinoa
1 Zitrone
Petersilie
Thymian
Basilikum
240 g Kichererbsen
250 g Blattspinat/Salat
500 g Tofu
(getrocknet und in Scheiben)
200 g Tomaten

Tofu-Marinade:
2 TL geräucherter Paprika
1 rote Zwiebel
3 Knoblauchzehen
2 Chilischoten
1 TL Paprikapulver edelsüß
1 TL Oregano
1 TL Pfeffer
1/2 TL Salz
60 ml Weißweinessig
50 ml Traubenkernöl
20 ml Ahornsirup

JOGHURT-DIP:
250 g Soja-Joghurt
60 ml Limettensaft
15 ml Ahornsirup

HIMBEER-DRESSING:
20 ml Olivenöl
10 ml Essig
20 Himbeeren
10 ml Wasser

ZUBEREITUNG

Quinoa laut Packungsanweisung zubereiten.
Kichererbsen, Zitronensaft, Petersilie, Thymian und Basilikum hinzugeben und mit Salz abschmecken.

Alle Zutaten für die Tofu-Marinade in einen Mixer geben.

Tofu mit der Marinade marinieren und mindestens 20 Minuten ziehen lassen.

Ofen auf 180 Grad vorheizen und den Tofu auf einem Backblech 10 Minuten backen, wenden und weitere 10 Minuten in den Ofen geben.

250 g Joghurt, 60 ml Limettensaft und 15 ml Ahornsirup in einer Schale vermengen.

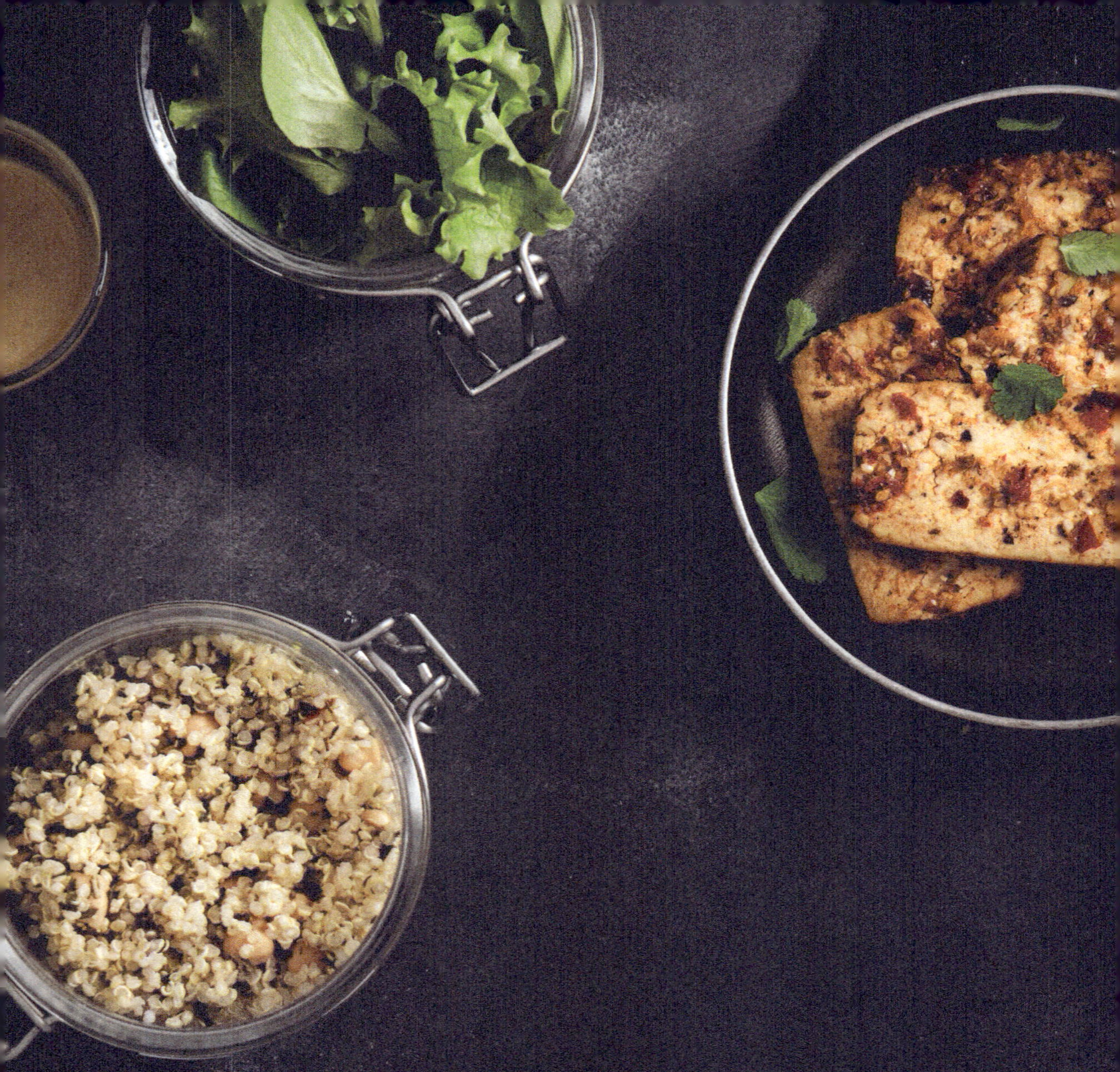

Quinoa, Tofu und Tomaten auf 4 Gefäße aufteilen und mit dem Joghurt-Dip toppen.

Salat und Himbeerdressing in separate Gefäße geben und am Essenstag zusammenrühren und genießen.

KCAL	EIWEISS	KOHLENHYDRATE	FETT
649	33,4 g	49,2 g	32,9 g

LINSEN-BOHNENSALAT

ZUTATENLISTE

500 g Linsen
(gekocht und abgetropft)
500 g Kidneybohnen
(gekocht und abgetropft)
125 g Blattsalat
40 g Kapern
200 g Tomaten

DRESSING:
20 g Erdnussmus
10 g Tahini
30 ml Balsamico-Essig
10 ml Sojasoße
2 TL Tabasco

ZUBEREITUNG

Linsen, Kidneybohnen, Salat und Kapern auf 4 Boxen aufteilen.

Dressing zusammenmixen und am Essenstag über den Salat geben.

KCAL	EIWEISS	KOHLENHYDRATE	FETT
410	19,3 g	45,7 g	14,5 g

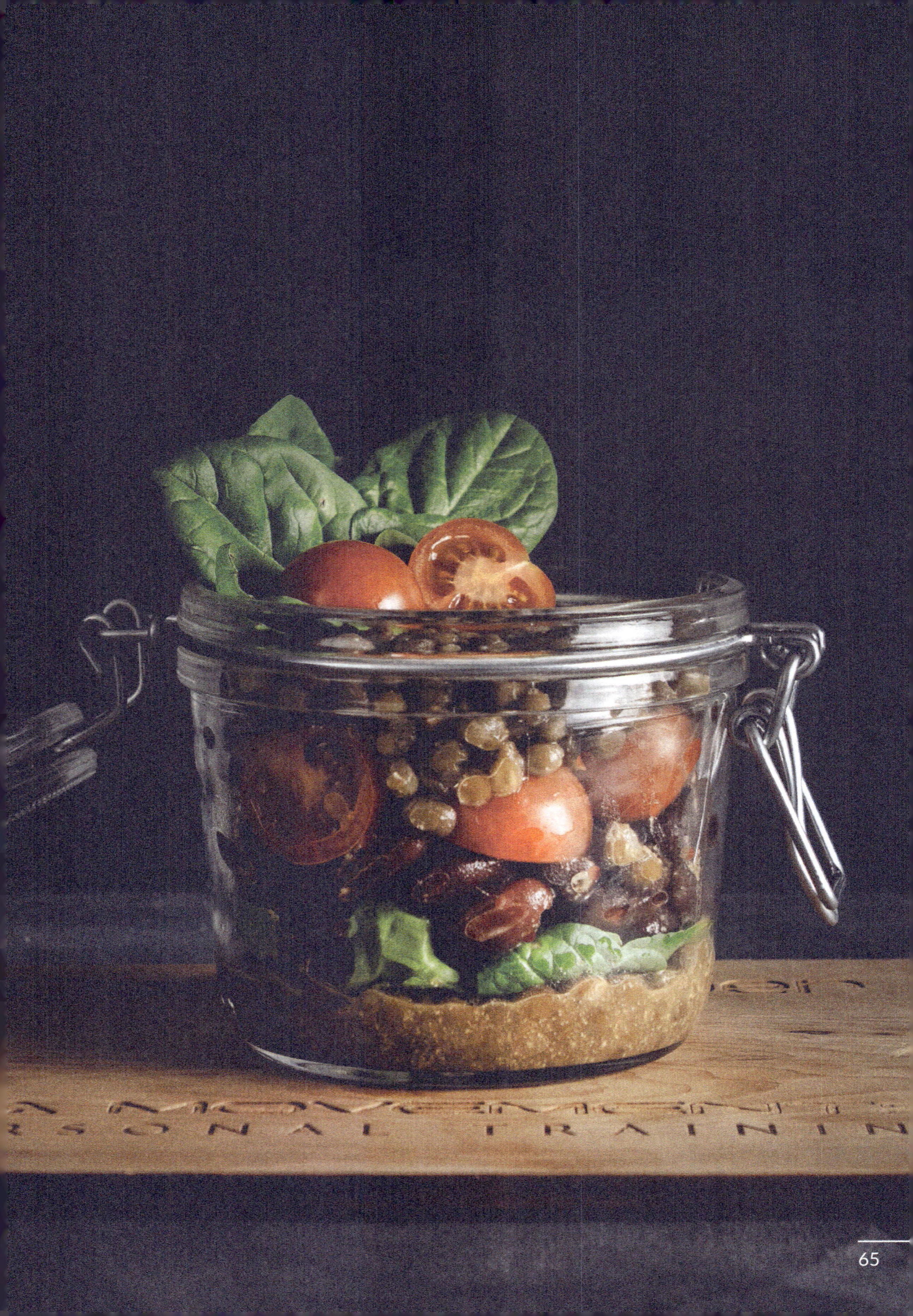

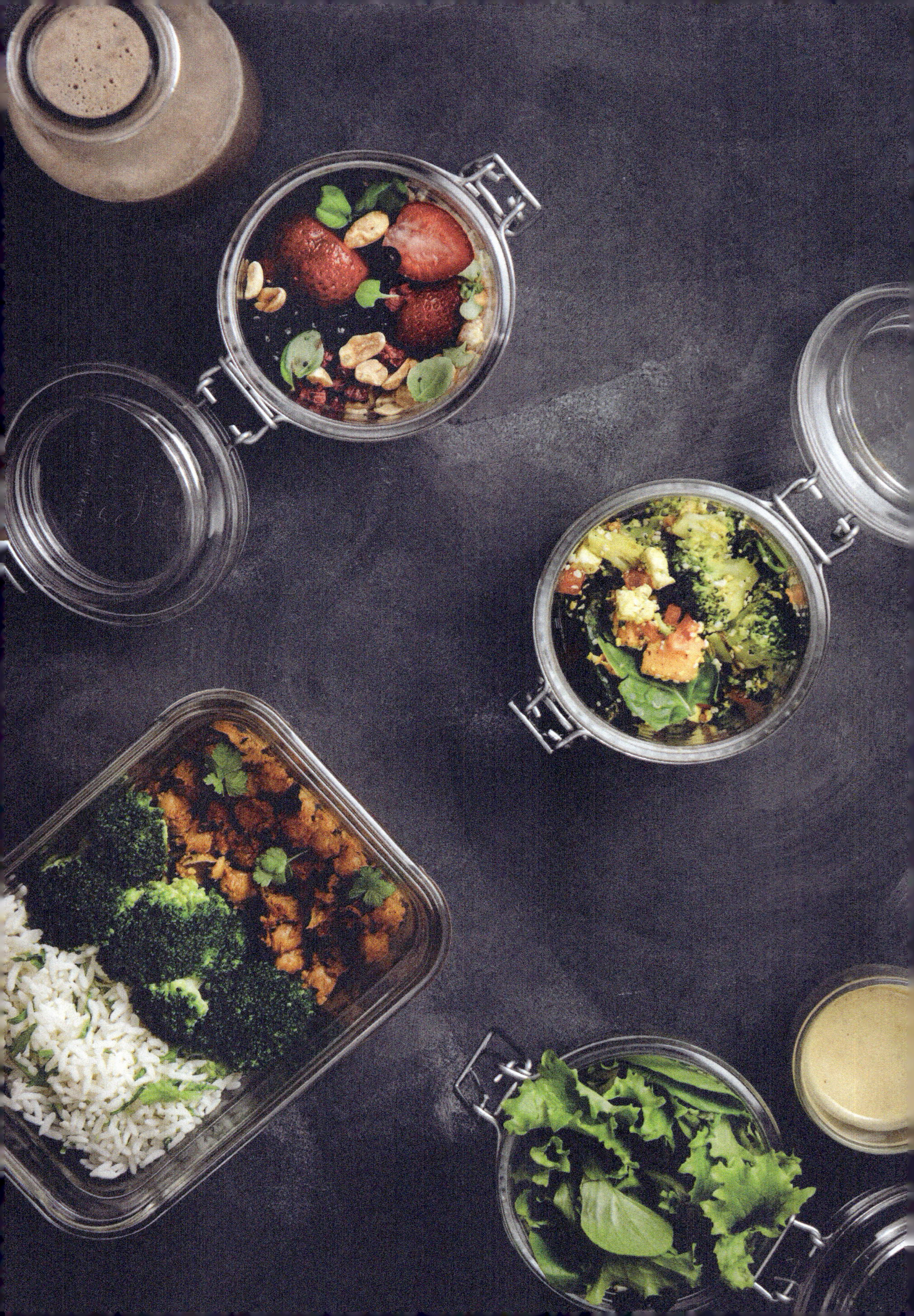

MENÜ 8

ERDNUSS-BEEREN-PORRIDGE

KICHERERBSEN-CURRY

TOFU-BRATKARTOFFELN

ZUTATENLISTE

10 ml Balsamico-Essig
250 g Beeren (Heidelbeeren, Himbeeren, Erdbeeren)
125 g Blattsalat
500 g Brokkoli
1/4 TL Cayennepfeffer
100 g Cherrytomaten
1 Chilischote
2 TL Curry
90 g Erdnussmus
200 g Haferflocken
40 g Hanfsamen
1 TL Ingwer
280 g Kichererbsen
3 Knoblauchzehen
400 ml Kokosmilch
10 g Kokosmehl
15 ml Kokosöl
1 TL Kreuzkümmel
2 1/2 TL Kurkuma
500 ml Mandelmilch ungesüßt
280 ml Olivenöl
200 g Reis
1 rote Zwiebel
1 TL Salz
125 g Spinat
200 g Süßkartoffeln
300 g Tofu
15 g Tomatenmark
80 g veganes Eiweißpulver (Schoko)
500 ml Wasser
Zimt
1 Zwiebel

KCAL	EIWEISS	KOHLENHYDRATE	FETT
1440	89,9 g	102,7 g	68,2 g

ERDNUSS-BEEREN-PORRIDGE

ZUTATENLISTE

200 g Haferflocken
80 g veganes Eiweißpulver (Schoko)
500 ml Mandelmilch ungesüßt
80 g Erdnussmus
250 g Beeren
(Heidelbeeren, Himbeeren, Erdbeeren)
500 ml Wasser

ZUBEREITUNG

Haferflocken, Eiweißpulver, Erdnussmus vermengen.

Am Essenstag 125 ml Mandelmilch und 125 ml Wasser zugeben, umrühren und kurz in einem Topf oder in der Mikrowelle erhitzen und mit den Beeren toppen.

KCAL	EIWEISS	KOHLENHYDRATE	FETT
447	28,5 g	38,2 g	17,7 g

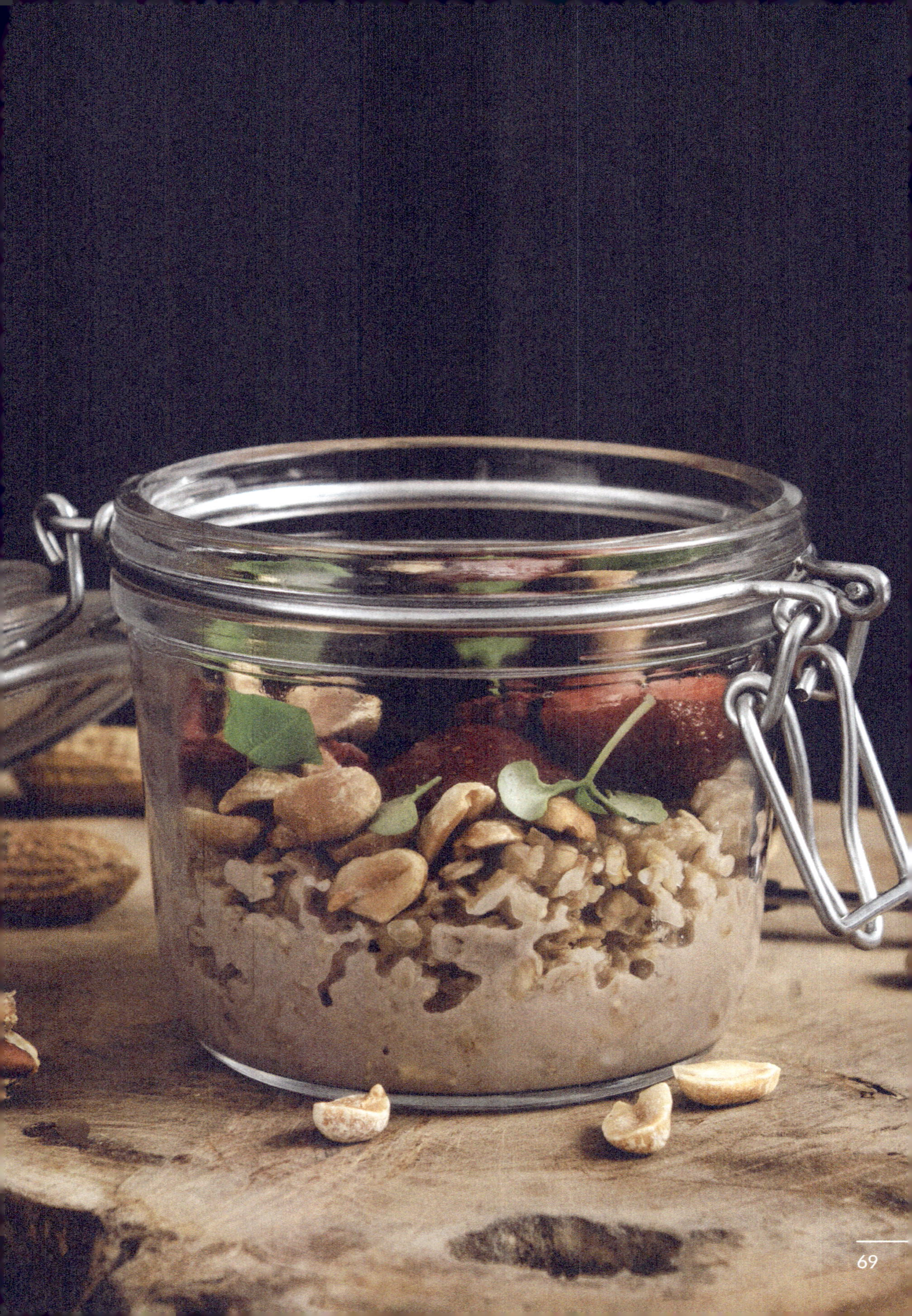

KICHERERBSEN-CURRY

ZUTATENLISTE

30 ml Olivenöl
1 Zwiebel (gehackt)
3 Knoblauchzehen (gehackt)
1 Chilischote (gehackt)
1 TL Salz
1 TL Kreuzkümmel
1 TL Kurkuma
2 TL Curry
15 g Tomatenmark
280 g Kichererbsen
400 ml Kokosmilch
10 g Kokosmehl
1 TL Ingwer

200 g Reis
1/2 TL Kurkuma
Zimt
200 g Brokkoli (gedünstet)
125 g Blattsalat

NUSSDRESSING:
20 ml Olivenöl
10 ml Balsamico-Essig
20 ml Wasser
10 g Erdnussmus

ZUBEREITUNG

Öl in einer großen Pfanne erhitzen, Zwiebel, Knoblauch, Chili und Ingwer hinzugeben und 10 Minuten braten.

Kichererbsen, Kreuzkümmel, Kurkuma, Curry hinzugeben und 5 Minuten köcheln lassen.

Kokosmilch und Tomatenmark hinzugeben und 10 Minuten köcheln lassen.

Kokosmehl hinzugeben, umrühren und vom Herd nehmen.

Reis zubereiten, Kurkuma und Zimt unterrühren.

Curry, Reis und Brokkoli auf 4 Gefäße aufteilen.

Dressing zubereiten und in ein Gefäß geben, den Salat separat anrichten.

Am Essenstag Dressing frisch über den Salat geben.

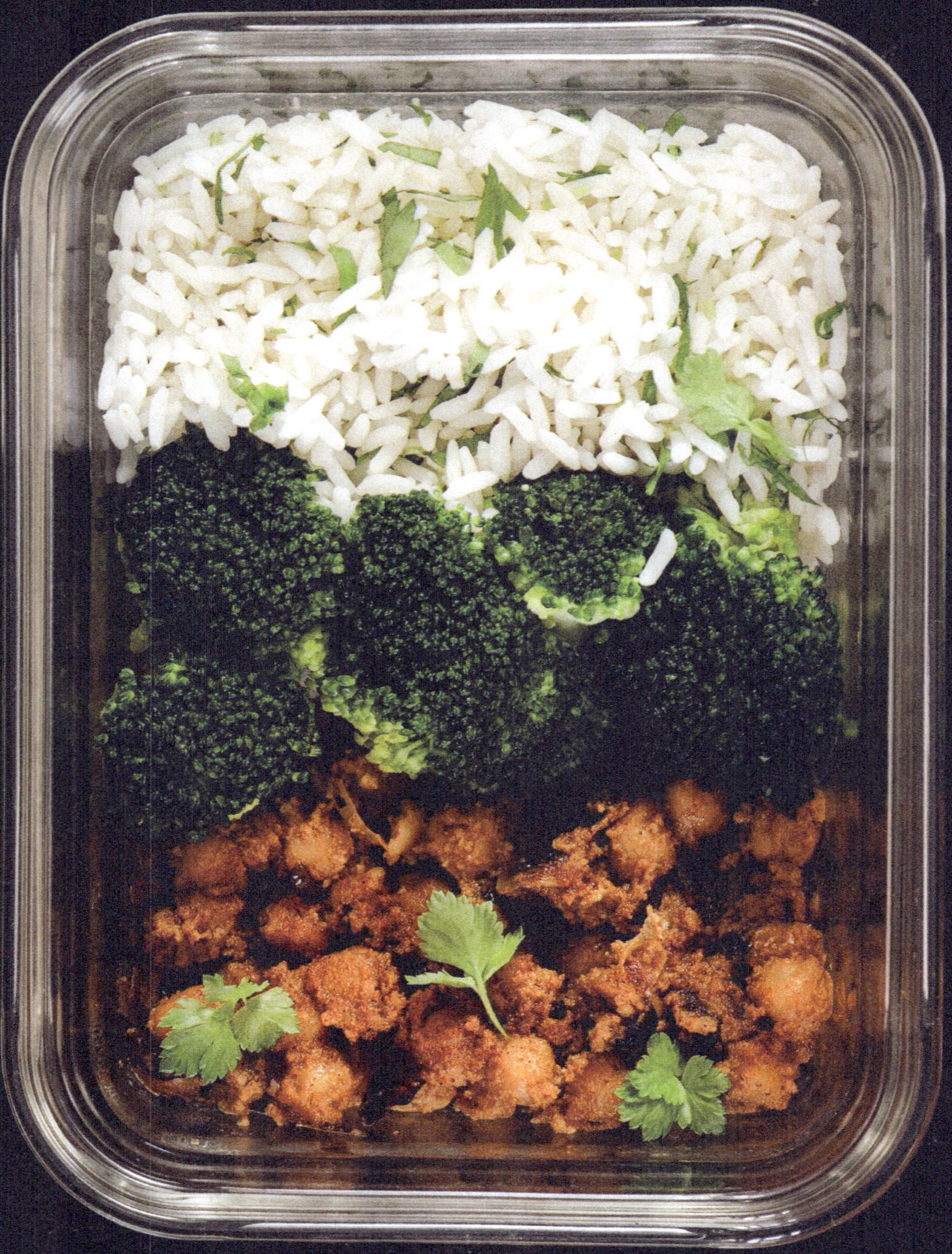

KCAL	EIWEISS	KOHLENHYDRATE	FETT
649	33,4 g	49,2 g	32,9 g

TOFU-BRAT-KARTOFFELN

ZUTATENLISTE

2 EL Olivenöl
1 rote Zwiebel
15 ml Kokosöl
200 g Süßkartoffeln (gekocht)
300 g Brokkoli (gedünstet)
300 g Tofu
1 TL Kurkuma
1/4 TL Cayennepfeffer
100 g Cherrytomaten (halbiert)
125 g Spinat
40 g Hanfsamen
Salz & Pfeffer

ZUBEREITUNG

Die Zwiebel in einer Pfanne anbraten.

Kartoffeln, Brokkoli dazugeben und mit Salz und Pfeffer würzen.

Den Tofu auspressen und in die Pfanne pflücken.

Kurkuma, Cayennepfeffer und Tomaten hinzugeben.

Auf 4 Boxen aufteilen und mit Spinat und Hanfsamen toppen.

KCAL	EIWEISS	KOHLENHYDRATE	FETT
344	27,9 g	15,3 g	17,6 g

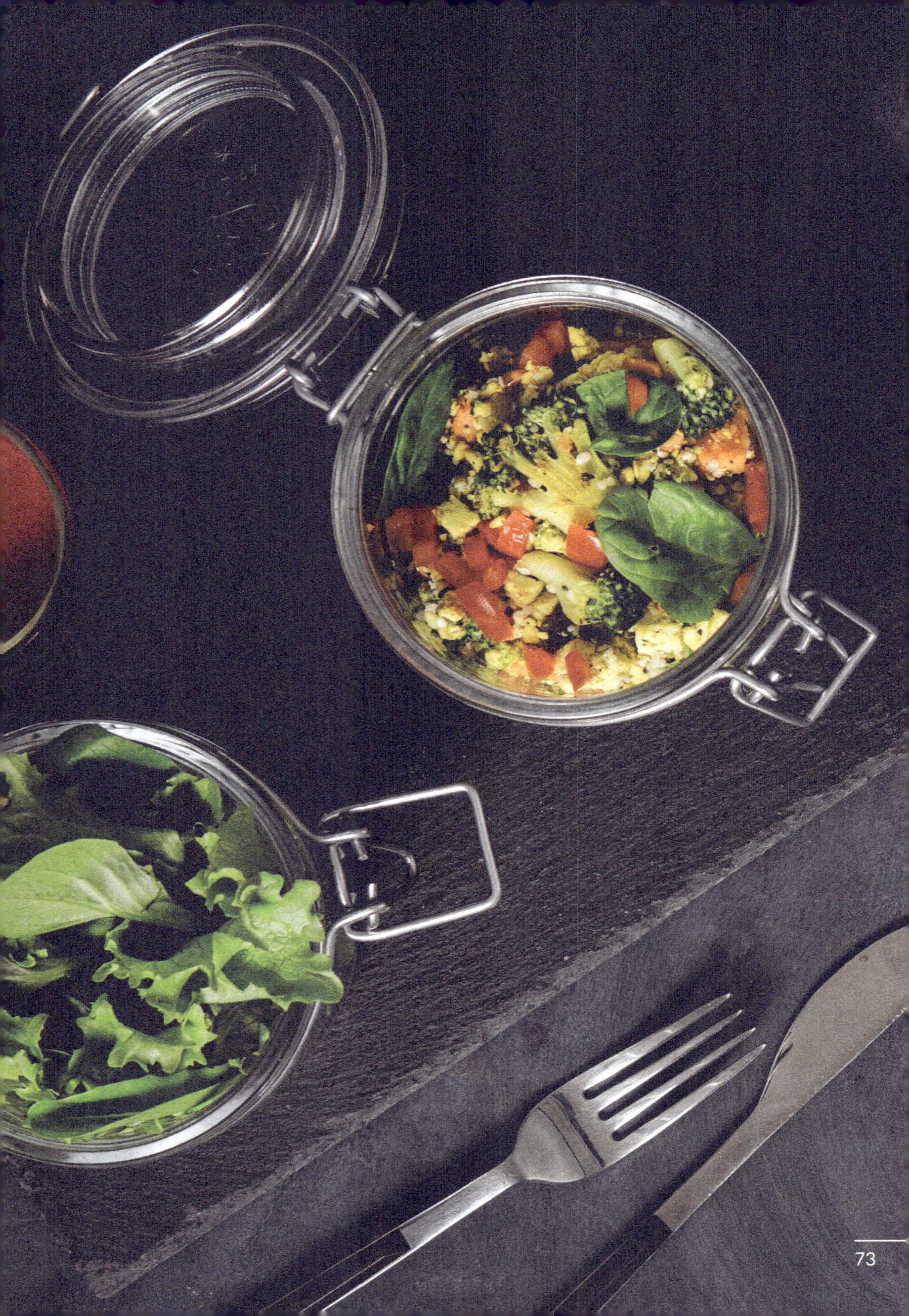

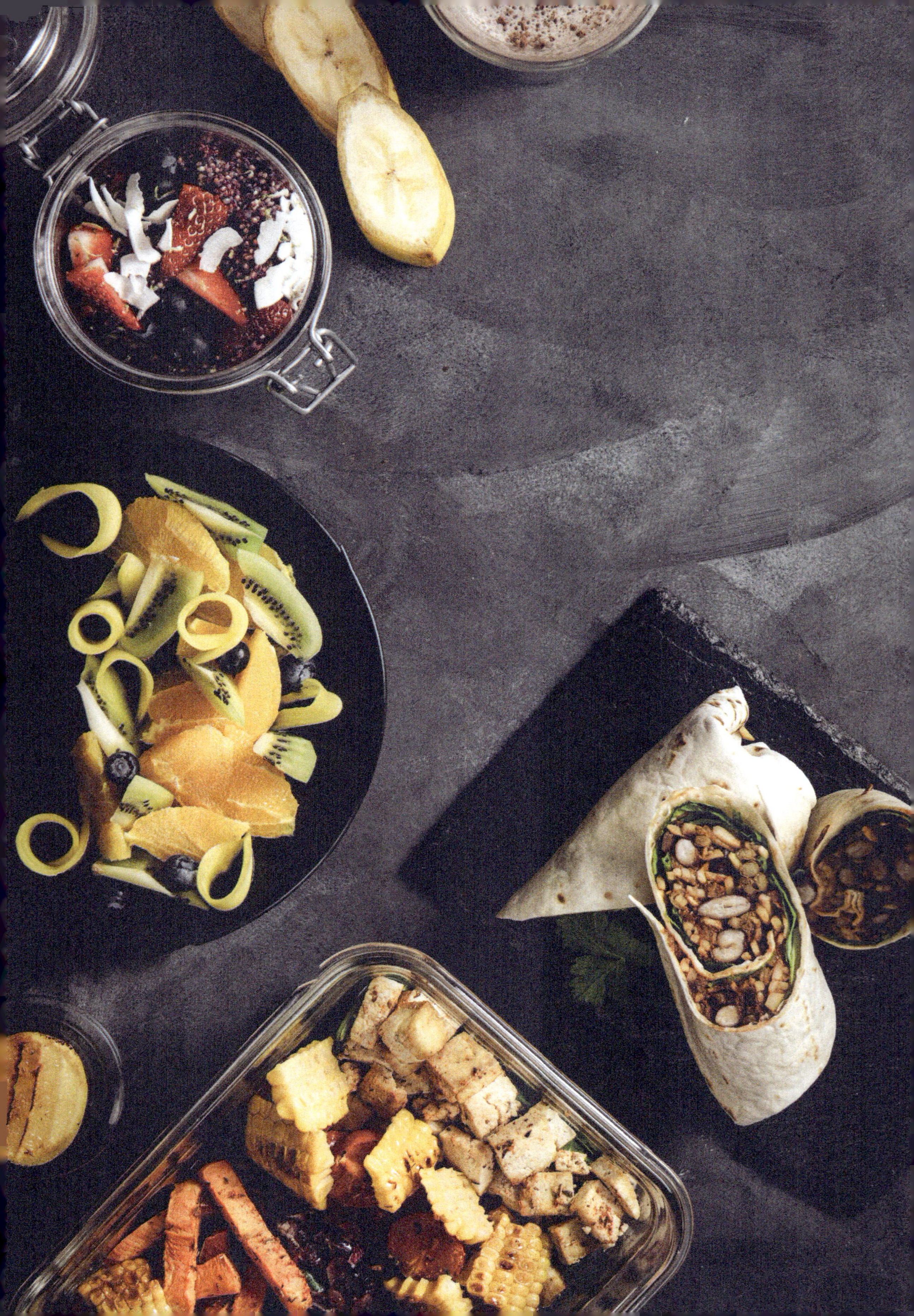

MENÜ 9

FRUITY-QUINOA

TOFU-OFENGEMÜSE

LINSEN-BURITO

ZUTATENLISTE

90 ml Ahornsirup
1 Brokkoli
10 g Cashewkerne
1 TL Cayennepfeffer
200 g Cherrytomaten
250 g gefrorene Beeren
4 TL geräucherter Paprika
4 getrocknete Tomaten
10 g Hanfsamen
10 g Hefeflocken
1 TL Ingwer
250 g Kidneybohnen
1 Kiwi
2 TL Knoblauchpulver
4 Knoblauchzehen
10 g Kokosraspeln
2 TL Kümmel
500 g Linsen
2 Maiskolben
1 Mango
30 ml Olivenöl
1 Orange
1 TL Oregano
Pfeffer
200 g Quinoa
1 roter Paprika
2 rote Zwiebeln
120 g Rotkraut
Salz
2 TL Sojasoße
10 g Sonnenblumenkerne
125 g Spinat
400 g Süßkartoffeln
Tabasco
Thymian
500 g Tofu
20 g Tomatenmark
6 Tortillas groß (370 g)
2 Zitronen

KCAL	EIWEISS	KOHLENHYDRATE	FETT
1376	65 g	179,3 g	35 g

FRUITY-QUINOA

ZUTATENLISTE

200 g Quinoa
60 ml Ahornsirup
250 g gefrorene Beeren
10 g Sonnenblumenkerne
10 g Hanfsamen
10 g Cashewkerne
1 Mango
1 Kiwi
1 Orange
10 g Kokosraspeln

ZUBEREITUNG

Quinoa, Ahornsirup, Beeren, Sonnenblumenkerne, Hanfsamen, Cashewkerne und Kokosraspeln zusammenrühren.

Mit Mango, Kiwi, Orange toppen.

KCAL	EIWEISS	KOHLENHYDRATE	FETT
387	9,5 g	61,2 g	8,4 g

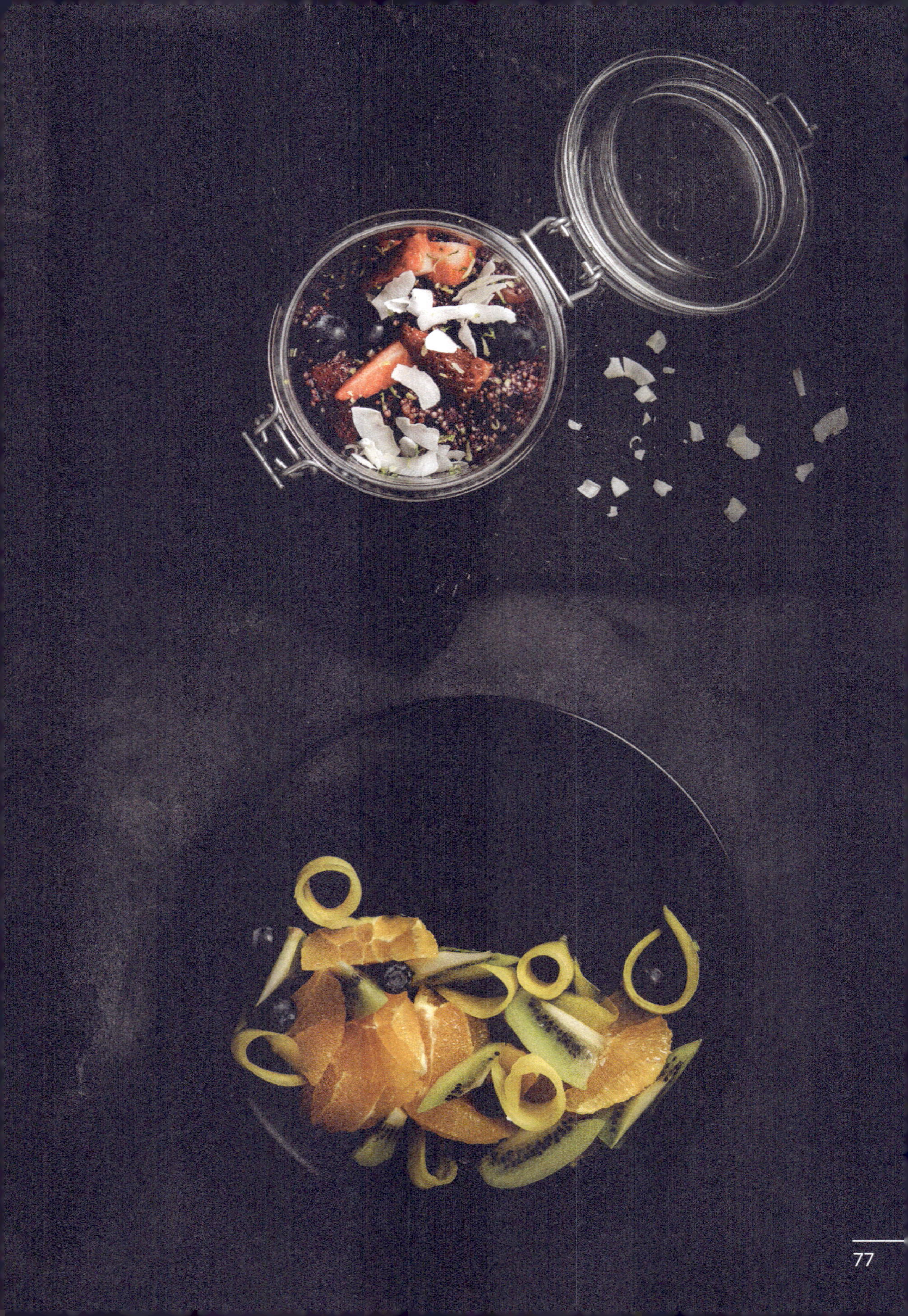

TOFU-OFENGEMÜSE

ZUTATENLISTE

500 g Tofu
(in Scheiben, getrocknet)
2 TL geräucherter Paprika
1 TL Oregano
1 TL Ingwer
2 TL Knoblauchpulver
1 TL Cayennepfeffer
30 ml Ahornsirup
2 Zitronen
20 ml Olivenöl
1 roter Paprika (gewürfelt)
1 rote Zwiebel (gewürfelt)
400 g Süßkartoffeln (in Streifen)
Thymian
200 g Cherrytomaten (halbiert)
2 Maiskolben (halbiert)
Salz & Pfeffer
125 g Spinat

ZUBEREITUNG

Ofen auf 180 Grad vorheizen.

Alle Zutaten, bis auf den Blattspinat, in eine Ofenform geben und gut vermengen.

Für 40–45 Minuten backen.

Auf 4 Gefäße aufteilen und am Essenstag mit dem Spinat genießen.

KCAL	EIWEISS	KOHLENHYDRATE	FETT
428	27,7 g	33,5 g	18,7 g

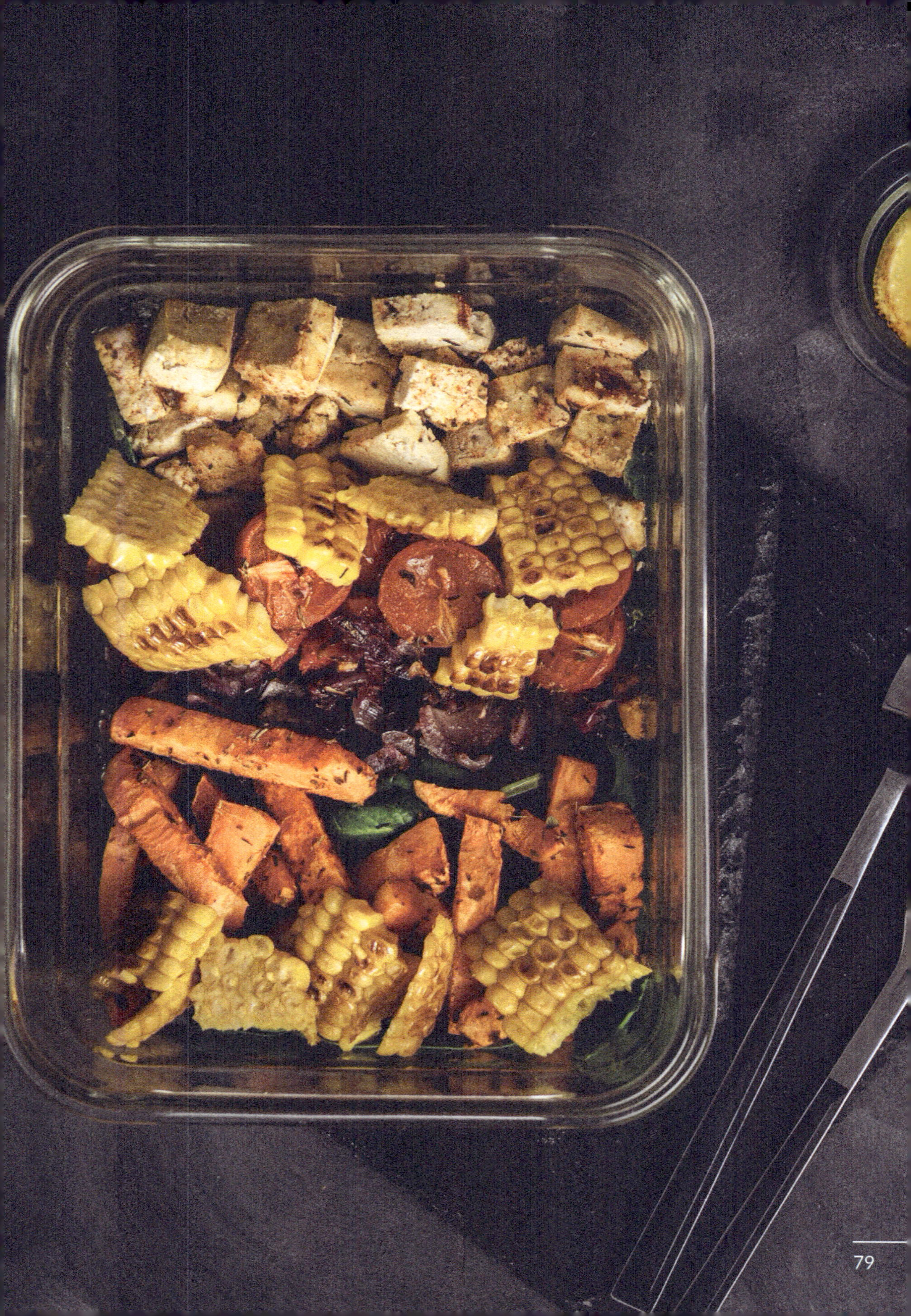

LINSEN-BURITTO

ZUTATENLISTE

6 große Tortilla (ca. 370 g)
500 g Linsen
250 g Kidneybohnen
1 Brokkoli (gerieben)
1 rote Zwiebel (gehackt)
4 getrocknete Tomaten (gehackt)
30 g Tomatenmark
4 Knoblauchzehen (gehackt)
2 TL Kümmel
2 TL geräucherter Paprika
2 TL Sojasoße
10 g Hefeflocken
Rotkraut
10 ml Olivenöl
Tabasco

ZUBEREITUNG

Die Zwiebel mit Knoblauch und den getrockneten Tomaten im Öl anbraten.

Kreuzkümmel, Paprika, Sojasoße hinzugeben.

Brokkoli, Linsen, Bohnen, Tomatenmark und Hefeflocken hinzufügen.

Tortillas aufwärmen und mit der Masse, Rotkraut und Tabasco belegen.

KCAL	EIWEISS	KOHLENHYDRATE	FETT
561	27,8 g	84,6 g	7,9 g

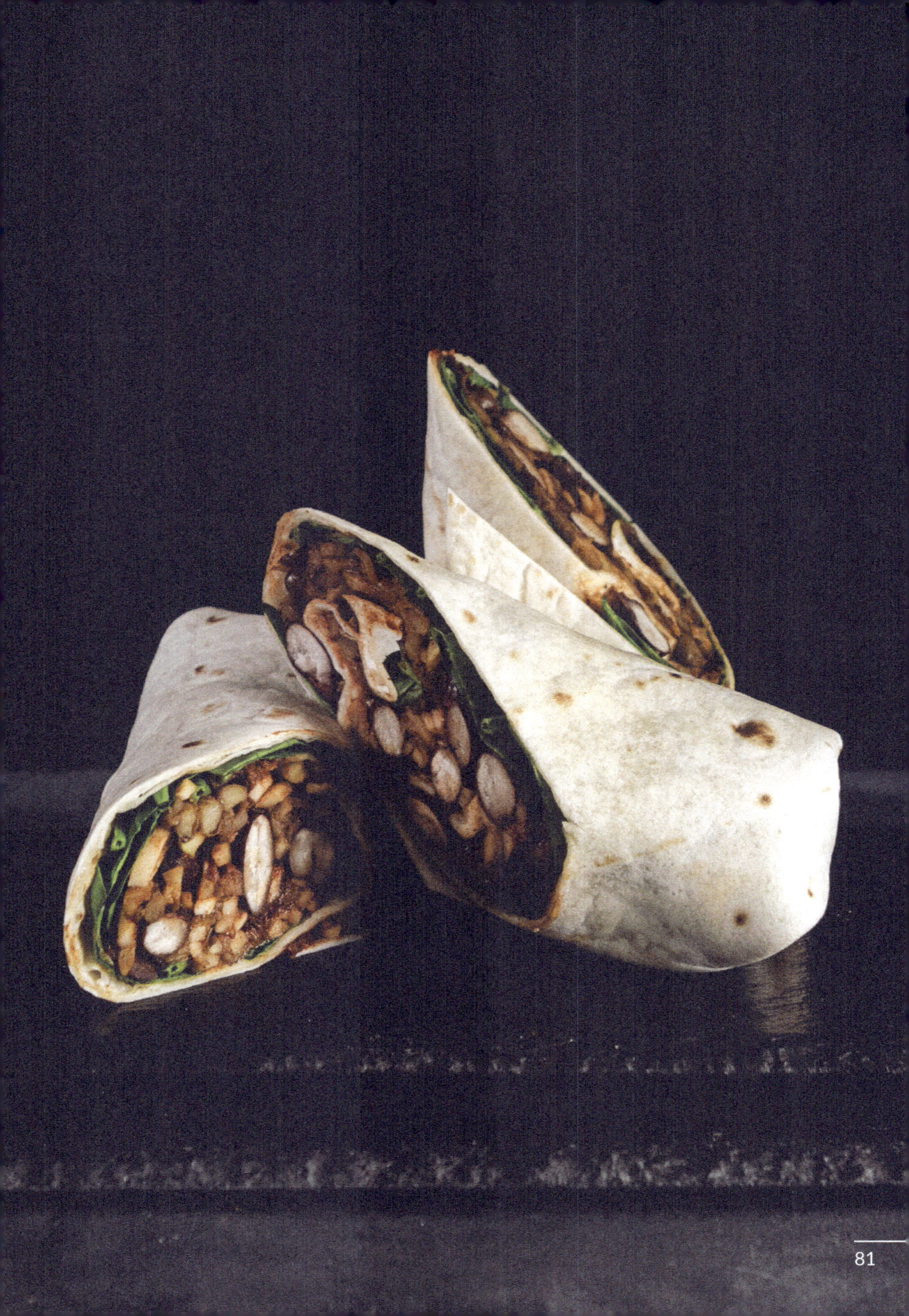

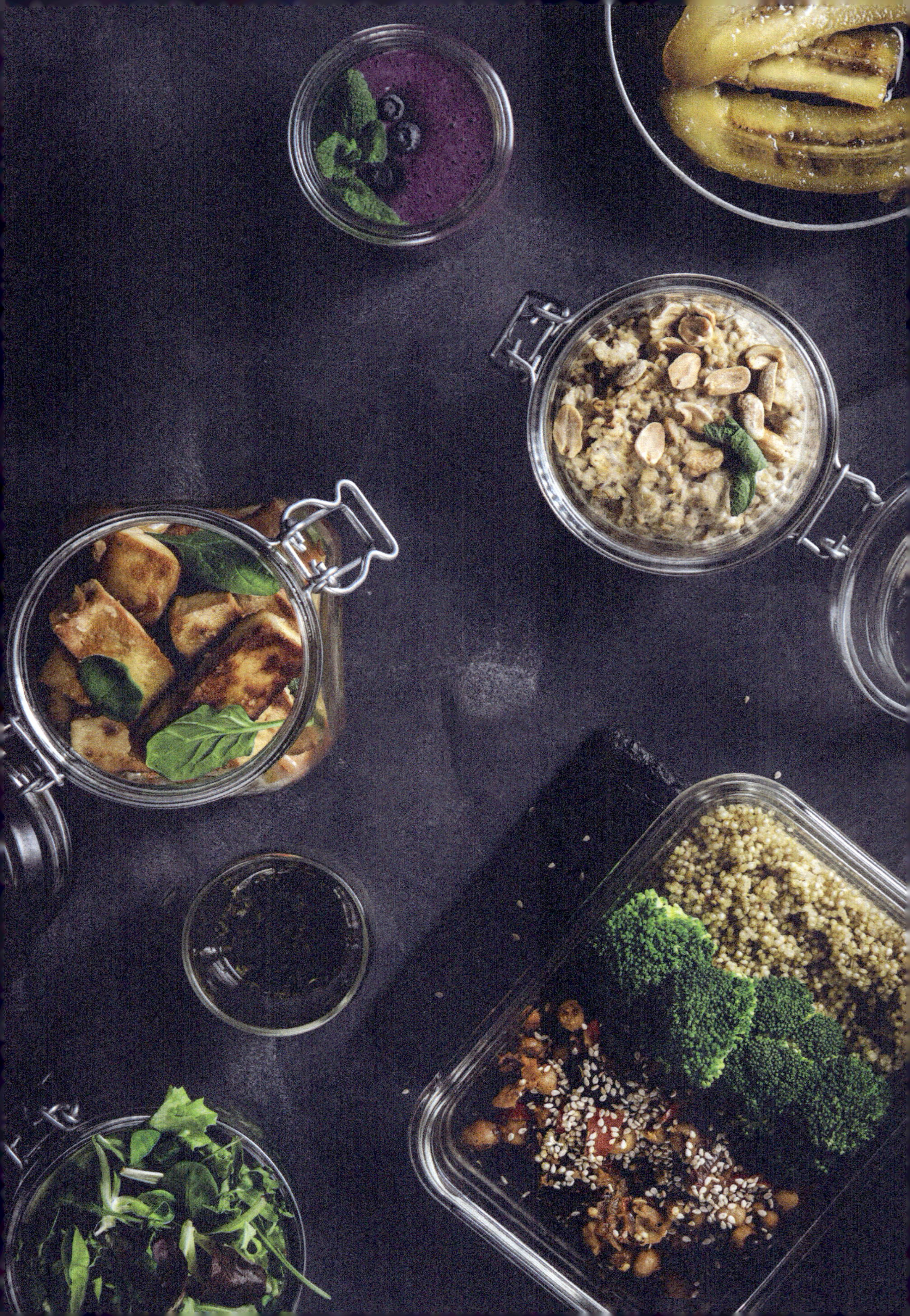

MENÜ 10

AHORNSIRUP-BANANEN AUF ERDNUSS-PORRIDGE

QUINOA BOHNENSTEW

ASIA-TOFU

ZUTATENLISTE

120 g Ahornsirup
4 Bananen
3 Stängel Basilikum
300 g Brokkoli
2 Chilischoten
20 g dunkle Schokolade
40 g Eiweißpulver (Schoko)
80 g Erdnussbutter
2 Frühlingszwiebeln
160 g Haferflocken
250 g Honigmelone
2 Karotten
240 g Kichererbsen
400 g Kidneybohnen
3 Knoblauchzehen
1 Bund Koriandergrün
2 TL Kreuzkümmel
30 ml Limettensaft
20 g Maisstärke
400 ml Mandelmilch ungesüßt
100 g Mungobohnen-Sprossen
2 EL Olivenöl
2 TL Oregano
200 g Quinoa
250 g Rettich
2 rote Paprika
1 rote Zwiebel
1 Salatgurke
Salz
20 g Sesamöl
120 ml Sojasoße
2 TL Thymian
500 g Tofu
30 g Tomatenmark
2 EL Weißweinessig
1 TL Zimt

KCAL	EIWEISS	KOHLENHYDRATE	FETT
1421	67,9 g	149,4 g	56,2 g

BANANEN AUF ERDNUSS-PORRIDGE

ZUTATENLISTE

160 g Haferflocken
400 ml Mandelmilch ungesüßt
80 g Erdnussbutter
4 Bananen
40 g Eiweißpulver (Schoko)
60 g Ahornsirup

ZUBEREITUNG FÜR 1 PORTION!

HINWEIS: Bereite dir hier nur die Zutaten vor,
das Porridge muss jeden Tag frisch zubereitet werden!

40 g Haferflocken in einem heißen Topf ca. 2 Minuten ohne Fett unter gelegentlichem Wenden rösten.

Den Topf mit 100 ml Mandelmilch und 150 ml Wasser ca. 5 Minuten unter gelegentlichem Rühren köcheln lassen.

1 Banane schälen, halbieren, den Ahornsirup in einer Pfanne bei mittlerer Hitze erhitzen, die Bananen dazugeben. Nach 3 Minuten wenden und nochmals 3 Minuten im Ahornsirup ziehen lassen.

20 g Erdnussmus und 10 g Eiweißpulver unter das Porridge heben und weitere 5 Minuten quellen lassen.

Die Bananen auf das Porridge geben und genießen.

KCAL	EIWEISS	KOHLENHYDRATE	FETT
502	21,1 g	66,9 g	16 g

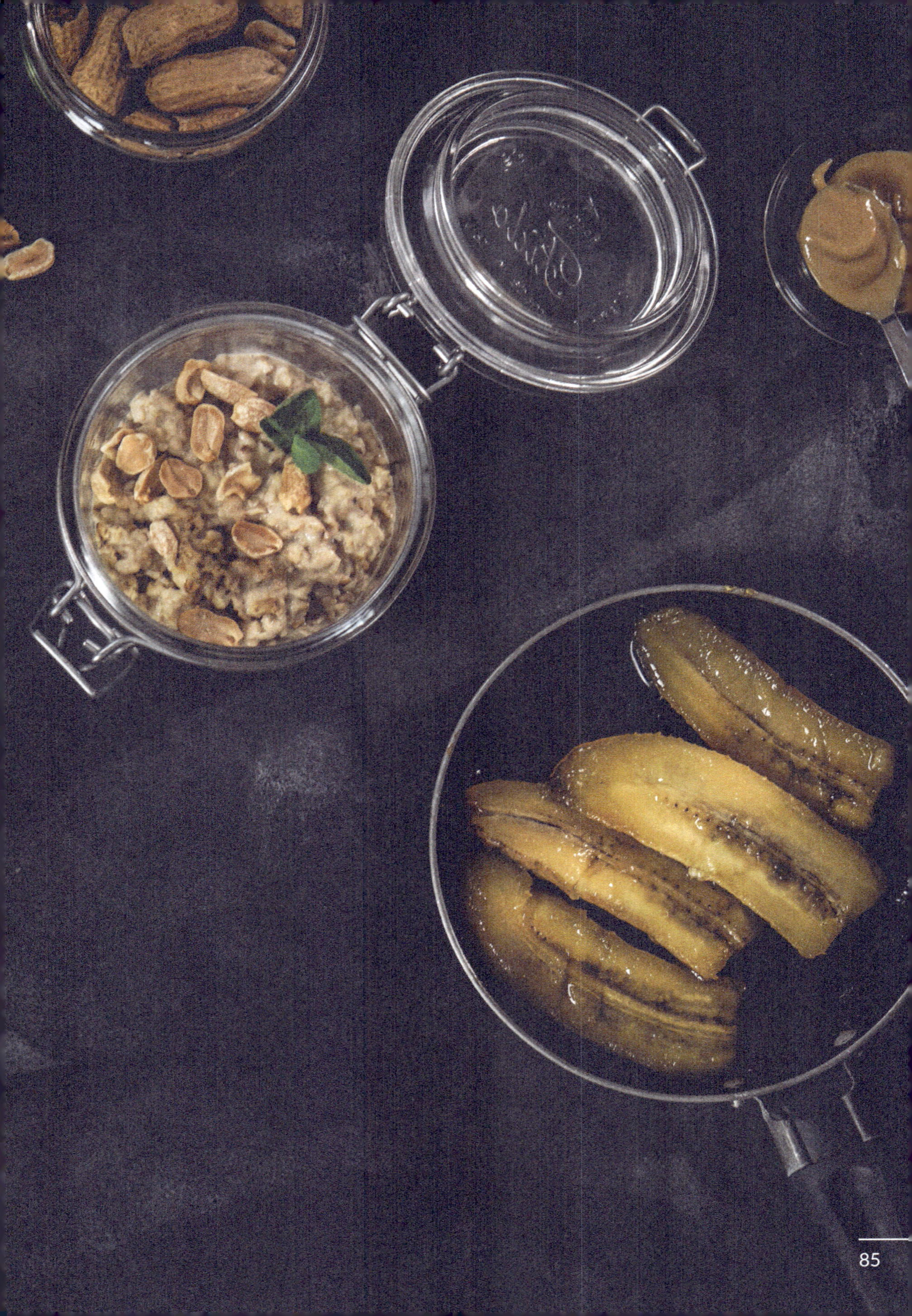

QUINOA-BOHNENSTEW

ZUTATENLISTE

1 EL Olivenöl
1 rote Zwiebel (gehackt)
1 Chili (gehackt)
3 Knoblauchzehen (gehackt)
1 roter Paprika (gewürfelt)
400 g Kidneybohnen
240 g Kichererbsen
30 g Tomatenpüree
30 ml Sojasoße
2 TL Oregano
2 TL Kreuzkümmel
2 TL Thymian
1 TL Zimt
20 g dunkle Schokolade
30 ml Limettensaft
200 g Quinoa (gekocht)
300 g Brokkoli (gedünstet)

ZUBEREITUNG

Rote Zwiebel, Chili, Knoblauch anbraten.

Roten Paprika, Kreuzkümmel, Koriander, Oregano, Thymian, Zimt, Tomatenpüree, Sojasoße, Bohnen und Kichererbsen hinzugeben und weitere 5 Minuten braten.

Mit 500 ml Wasser ablöschen und anschließend mit Salz und Pfeffer abschmecken.

Die dunkle Schokolade dazugeben und 15–20 Minuten köcheln lassen.

Die Masse zusammen mit Brokkoli und Quinoa auf 4 Gefäße aufteilen und mit Limettensaft beträufeln.

KCAL	EIWEISS	KOHLENHYDRATE	FETT
508	21,4 g	59,2 g	18,2 g

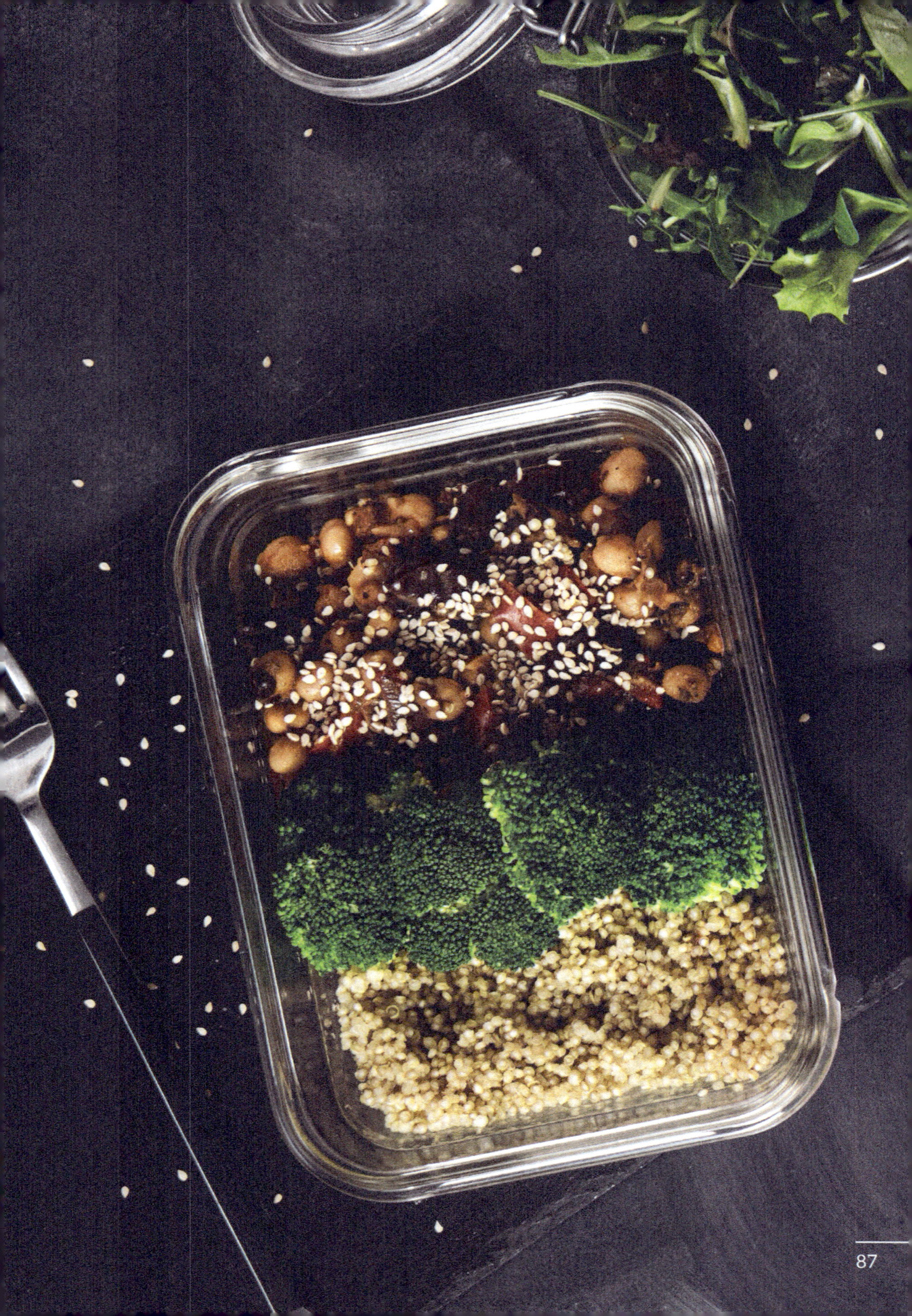

TOFU

AUF ASIASALAT

ZUTATENLISTE

2 EL Weißweinessig
2 TL Ahornsirup
6 EL Sojasauce
20 g Sesamöl
1 EL Olivenöl
Salz
1 Chilischote (gehackt)
2 Karotten (feine Streifen)
250 g Rettich (feine Streifen)
1 rote Paprikaschote (feine Streifen)
1 Salatgurke (feine Streifen)
2 Frühlingszwiebeln (Ringe)
100 g Mungobohnen-Sprossen
250 g Honigmelone
(dünne Scheiben)
1 Bund Koriandergrün
3 Stängel Basilikum
500 g Tofu (getrocknet,
in längliche Stücke geschnitten)
20 g Maisstärke

ZUBEREITUNG

Den Tofu in 4 EL Sojasoße marinieren und ca. 30 Minuten ziehen lassen.

Essig, Ahornsirup, 2 EL Sojasauce, Salz, Sesamöl und Chili in einer Schüssel vermengen.

Das Gemüse, Melonenscheiben und die Sprossen mit der Chili-Vinaigrette vermengen und mit 1–2 EL Sojasoße abschmecken.

Koriandergrün und Basilikum unterheben.

Den Tofu mit der Maisstärke bestreuen und in einer Pfanne bei mittlerer Hitze in 1 EL Olivenöl goldbraun braten.

Tofu und Asiasalat auf 4 Gefäße aufteilen.

KCAL	EIWEISS	KOHLENHYDRATE	FETT
411	25,4 g	23,3 g	22 g

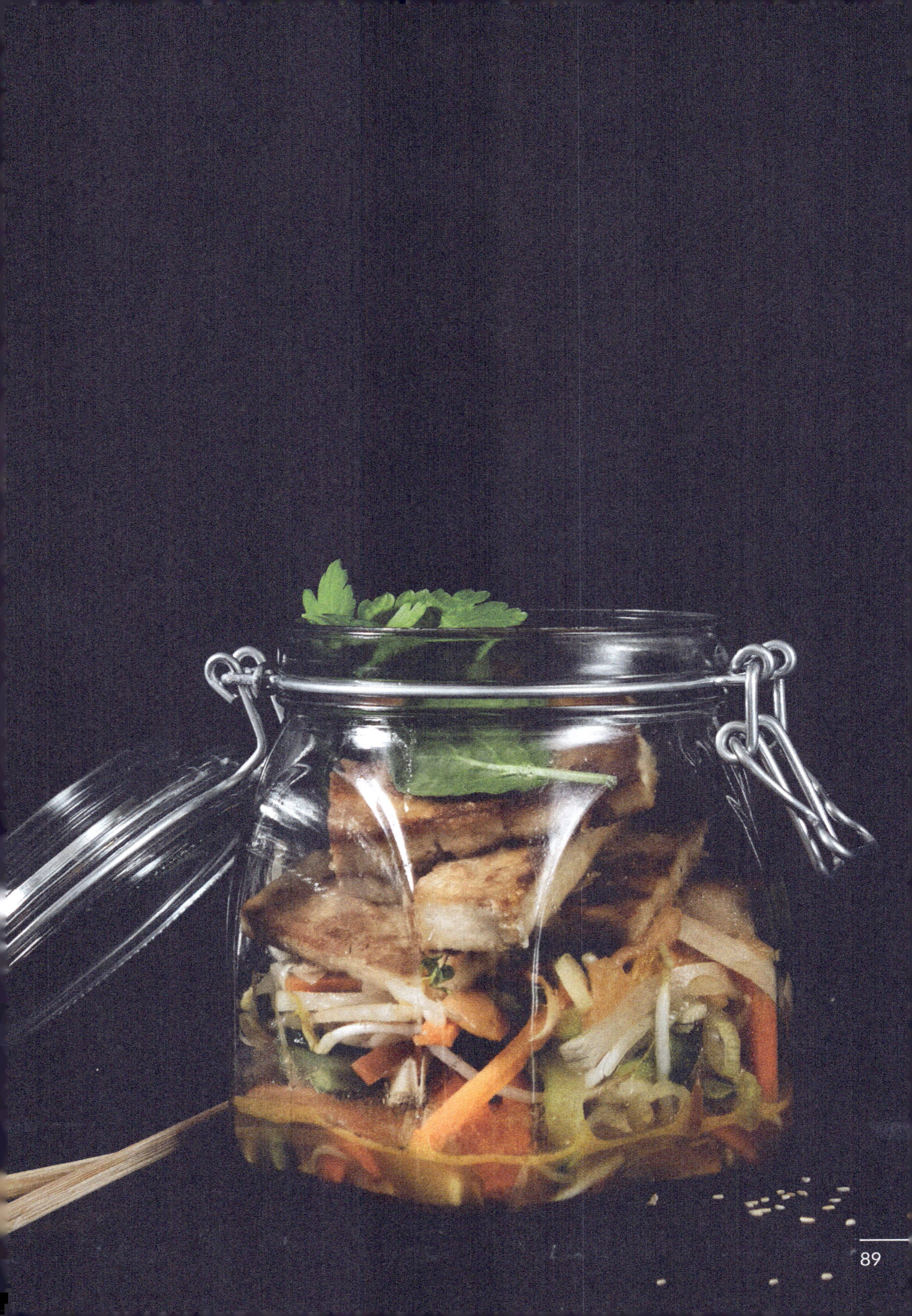

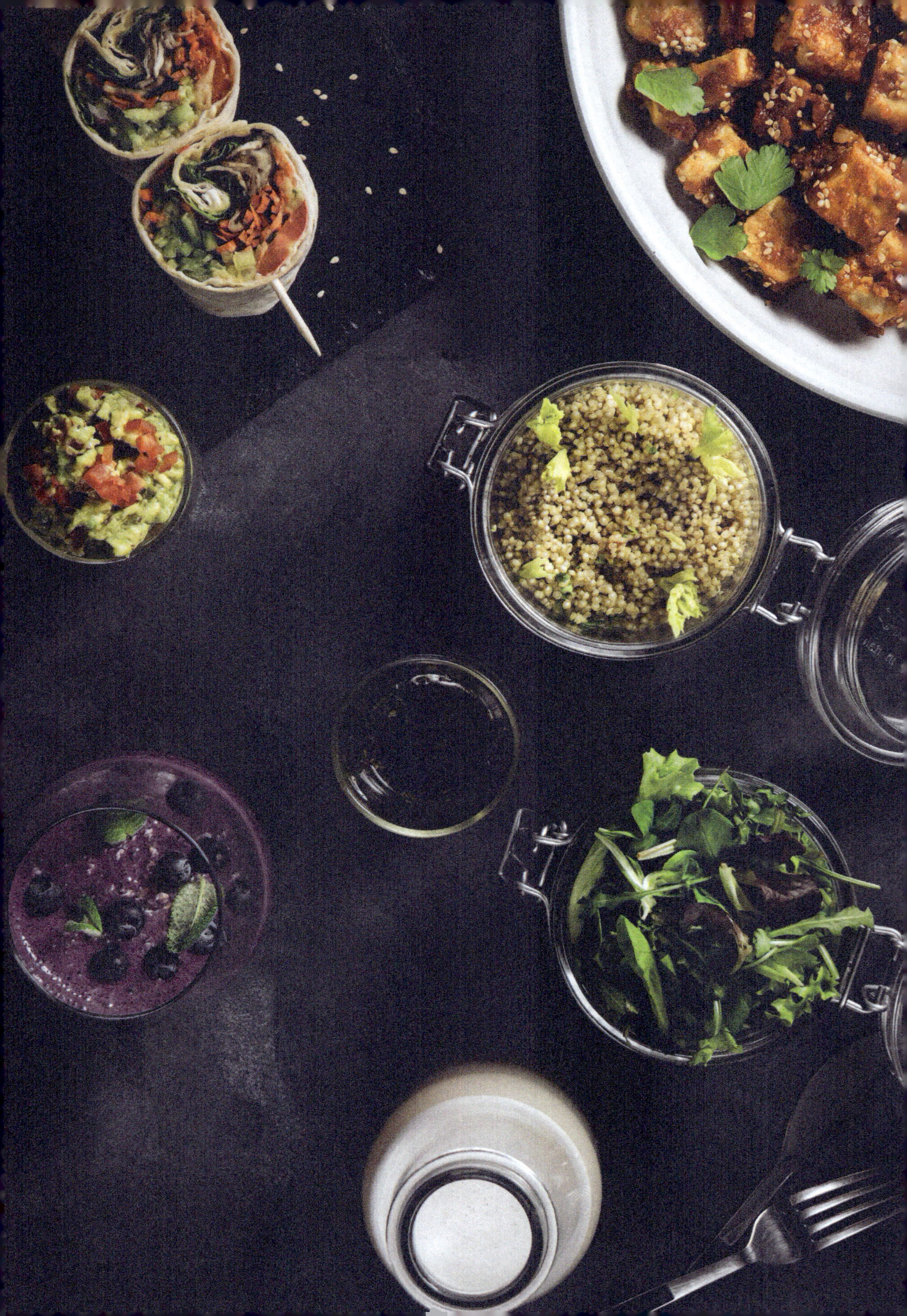

MENÜ 11

OVERNIGHT OATS MIT HEIDELBEEREN

TOFU SÜSS-SAUER AUF QUINOA

TORTILLA MIT AVOCADO UND HUMMUS

ZUTATENLISTE

140 ml Ahornsirup
2 Avocados
200 g Cherrytomaten
20 g Chiasamen
1 TL Chiliflocken
60 g Erdnussmus
2 Frühlingszwiebeln
200 g Haferflocken
250 g Heidelbeeren
1 TL Ingwerpulver
200 g Karotten
200 g Kichererbsen
40 ml Kichererbsenwasser
5 Knoblauchzehen
1/2 Bund Koriandergrün
200 g Kräutersaitlinge
1 TL Kreuzkümmel
120 g Maisstärke
500 ml Mandelmilch ungesüßt
90 ml (= 3 EL) Olivenöl
Pfeffer
200 g Quinoa
20 ml Reisessig
1 Salatgurke
1 Salatherz
Salz
20 g Sesam
60 g Sojasoße
500 g Tofu
60 g Tomatenmark
6 Tortillas groß (370 g)
150 ml Wasser
1 Zitrone
2 Zwiebeln

KCAL	EIWEISS	KOHLENHYDRATE	FETT
1497	55,2 g	183,5 g	52,5 g

OVERNIGHT OATS

MIT HEIDELBEEREN

ZUTATENLISTE

200 g Haferflocken
500 ml Mandelmilch ungesüßt
20 g Chiasamen
60 g Erdnussmus
60 ml Ahornsirup
250 g Heidelbeeren

ZUBEREITUNG

Haferflocken, Chiasamen, Ahornsirup und Erdnussmus in einer Schüssel vermengen und auf 4 Gläser aufteilen.

Am Abend vor dem Essenstag ein Glas der Grundmasse mit 125 ml Mandelmilch füllen, umrühren und in den Kühlschrank stellen.

Am Essenstag mit den Heidelbeeren toppen.

KCAL	EIWEISS	KOHLENHYDRATE	FETT
354	11,7 g	45,6 g	11,7 g

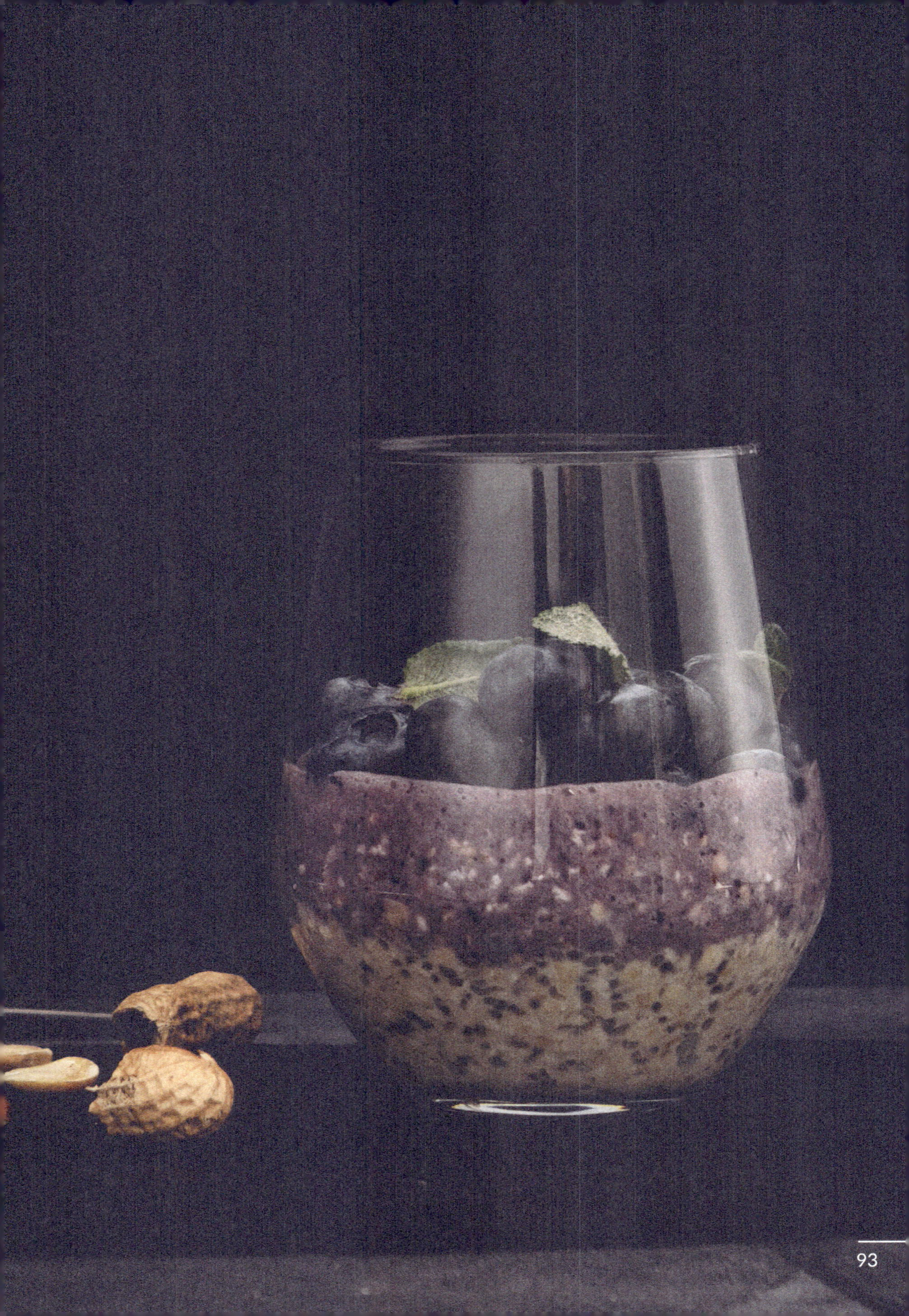

TOFU SÜSS-SAUER

AUF QUINOA

ZUTATENLISTE

- 80 ml Ahornsirup
- 30 ml Olivenöl
- 60 g Tomatenmark
- 120 g Maisstärke
- 20 g Sesam
- 500 g Tofu (getrocknet)
- 60 g Sojasoße
- 3 Knoblauchzehen (gehackt)
- 1 TL Chiliflocken
- 1 TL Ingwerpulver
- 20 ml Reisessig
- 150 ml Wasser
- 2 Frühlingszwiebeln
- 200 g Quinoa

ZUBEREITUNG

40 g Maisstärke in 120 ml Wasser verrühren.

Knoblauch, Ingwer und Chili in einer Pfanne mit 1 EL Öl anschwitzen.

Ahornsirup, 30 ml Sojasoße, Tomatenmark, Reisessig in die Mais-Wassermischung einrühren und eindicken lassen. Vom Herd nehmen und zur Seite stellen.

Die trockenen Tofu-Würfel in eine Schüssel geben. 80 g Maisstärke, 30 ml Sojasauce und 1 EL Öl hinzufügen und gut mischen.

Einen weiteren EL Öl in einer Pfanne bei mittlerer Hitze erhitzen. Die Tofu-Würfel dazugeben und von jeder Seite ca. 3 Minuten goldbraun und knusprig braten.

Die Soße hinzufügen, mit dem Tofu vermengen und kurz erwärmen.

Den Quinoa nach Packungsanweisung zubereiten und zusammen mit dem Tofu auf 4 Gefäße aufteilen – mit Sesam toppen.

KCAL	EIWEISS	KOHLENHYDRATE	FETT
665	29,6 g	77,7 g	24 g

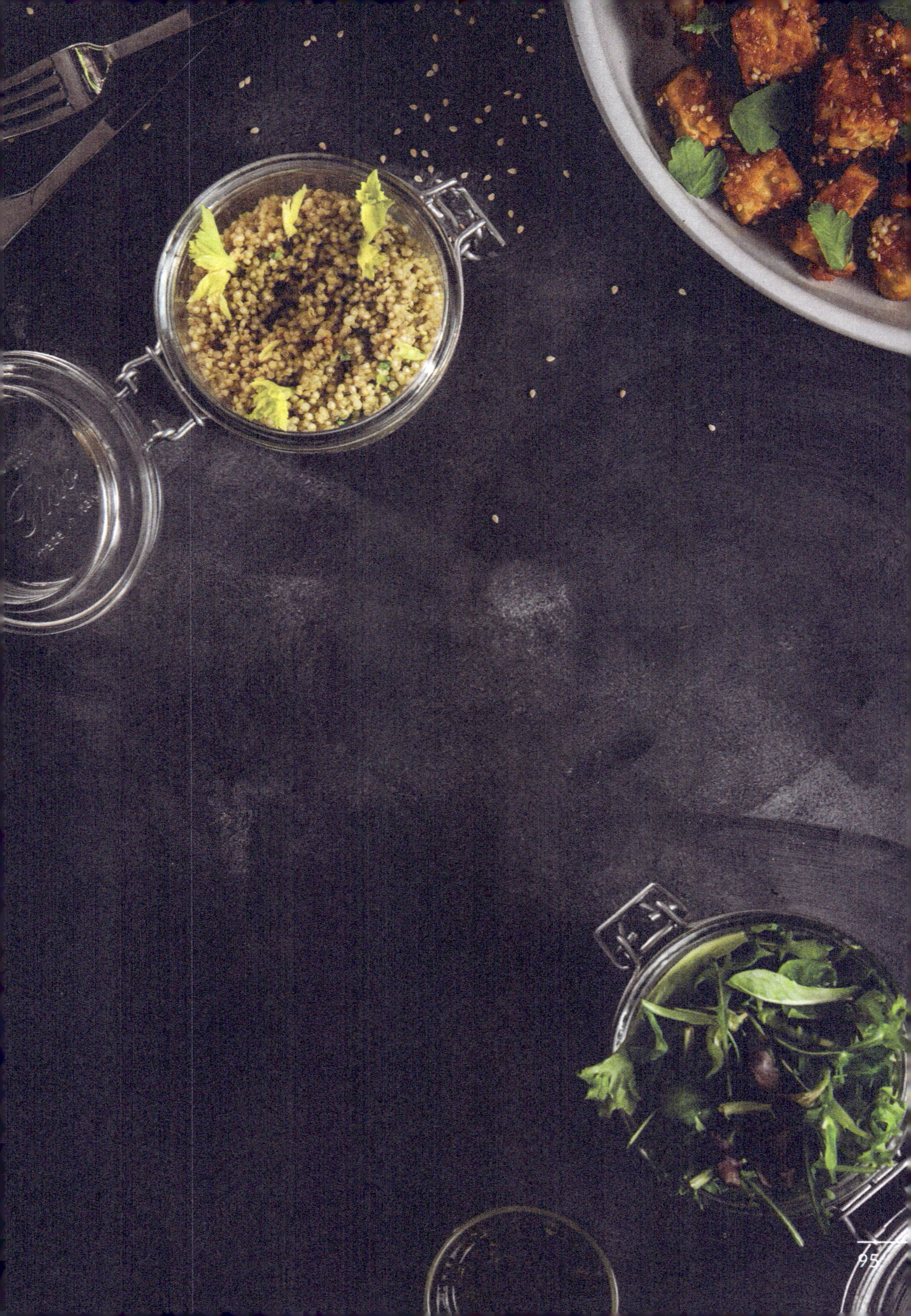

TORTILLA

MIT HUMMUS UND AVOCADO

ZUTATENLISTE

2 Avocado
1 Zitrone (Saft und Schale)
200 g Cherrytomaten (geviertelt)
Salz und Pfeffer
100 g Kichererbsen, aus der Dose
40 ml Kichererbsenwasser
2 EL Olivenöl
1 TL Kreuzkümmel
6 Tortilla Wraps large 370g
1 Salatherz
1 Salatgurke (klein gewürfelt)
200 g Karotten (geraspelt)
2 Zwiebel (gewürfelt)
1/2 Bund Koriandergrün
200 g Kräutersaitlinge (in Scheiben)
2 Knoblauchzehen (gehackt)

ZUBEREITUNG

Zitronensaft, -schalenabrieb, Kichererbsen, Kichererbsenwasser, 1EL Olivenöl und Kreuzkümmel pürieren.

Die Kräutersaitlinge kurz in 1EL Olivenöl anbraten und mit Salz und Pfeffer abschmecken.

Die Tortillas aufwärmen und mit Hummus, Kräuterseitlinge, Salatherz, Karotten, 100g Tomaten, 1 Zwiebel, und Gurke belegen.

Den Wrap an einer Seite fast bis zur Mitte nach oben klappen und dann beide Seiten zur Mitte einschlagen.

Am Essenstag Avocado, Tomaten, Zwiebel und Knoblauch vermengen und als Dip zum Wrap genießen.

KCAL	EIWEISS	KOHLENHYDRATE	FETT
478	13,9 g	60,2 g	16,8 g

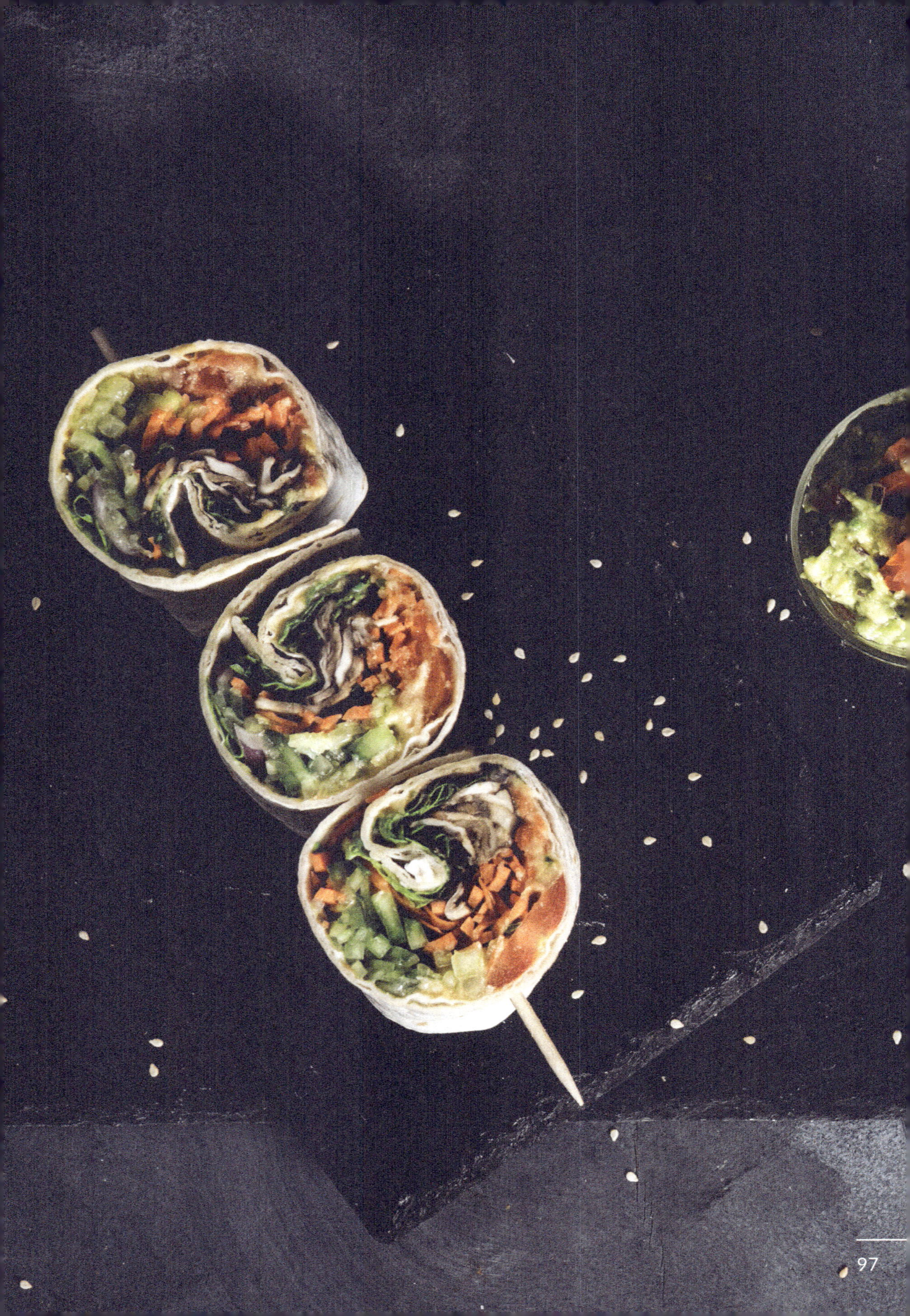

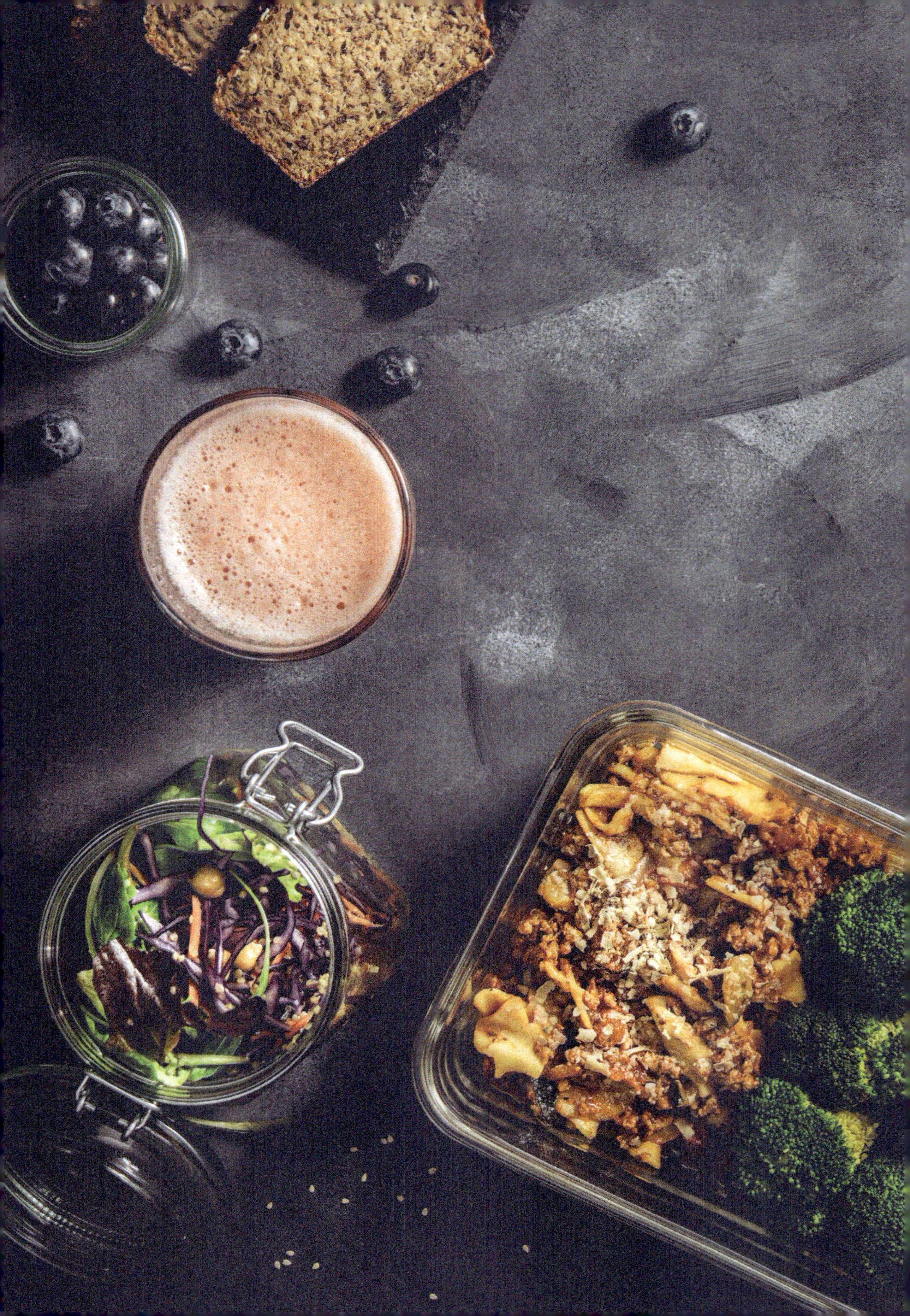

MENÜ 12

BANANENBROT

ONE-POT-LASAGNE

QUINOA-TAHINISALAT

ZUTATENLISTE

120 ml Ahornsirup
2 Avocados
1 Pkg. Backpulver
3 Bananen
300 g Brokkoli
1 TL Chili
1/2 TL Chiliflocken
100 g Eiweißpulver Vanille
750 ml Gemüsebrühe
70 g Haferflocken
40 g Hefeflocken
2 TL italienische Kräuter (Oregano, Basilikum, Thymian)
600 g Karotten
240 g Kichererbsen
1/2 TL Knoblauchpulver
6 Knoblauchzehen
Kohl
1/2 TL Kurkuma
250 g Lasagne-Blätter oder andere Nudeln aus Hülsenfrüchten
Limonensaft
40 ml Mandelmilch ungesüßt
10 ml Öl
1–2 EL Olivenöl
1 1/2 TL Paprikapulver
Pfeffer
200 g Quinoa
1 rote Zwiebel
Rotkraut
Salz
300 g Sellerie
125 g Sojagranulat
100 g Tahini
400 g Tomaten (gestückelt)
500 g Tomaten (passiert)
2 EL Tomatenmark
40 g Walnüsse (gehackt)
100 ml Wasser
1 TL Zimt
70 g Vollkornmehl
40 g Kokosöl

KCAL	EIWEISS	KOHLENHYDRATE	FETT
1680	86 g	178,8 g	49,1 g

BANANEN-BROT

ZUTATENLISTE

3 Bananen
40 ml Mandelmilch ungesüßt
100 ml Ahornsirup
70 g Haferflocken
70 g Vollkornmehl
1 TL Zimt
40 g Walnüsse (gehackt)
1 Päckchen Backpulver
100 g Eiweißpulver (Vanille)
40 g Kokosöl

ZUBEREITUNG

Ofen auf 180 Grad vorheizen.

Alle Zutaten vermengen und in eine rechteckige Kuchenform geben.

30 Minuten bei 180 Grad backen, danach auf 150 Grad reduzieren und weitere 20 Minuten backen.

KCAL	EIWEISS	KOHLENHYDRATE	FETT
543	26 g	62 g	20 g

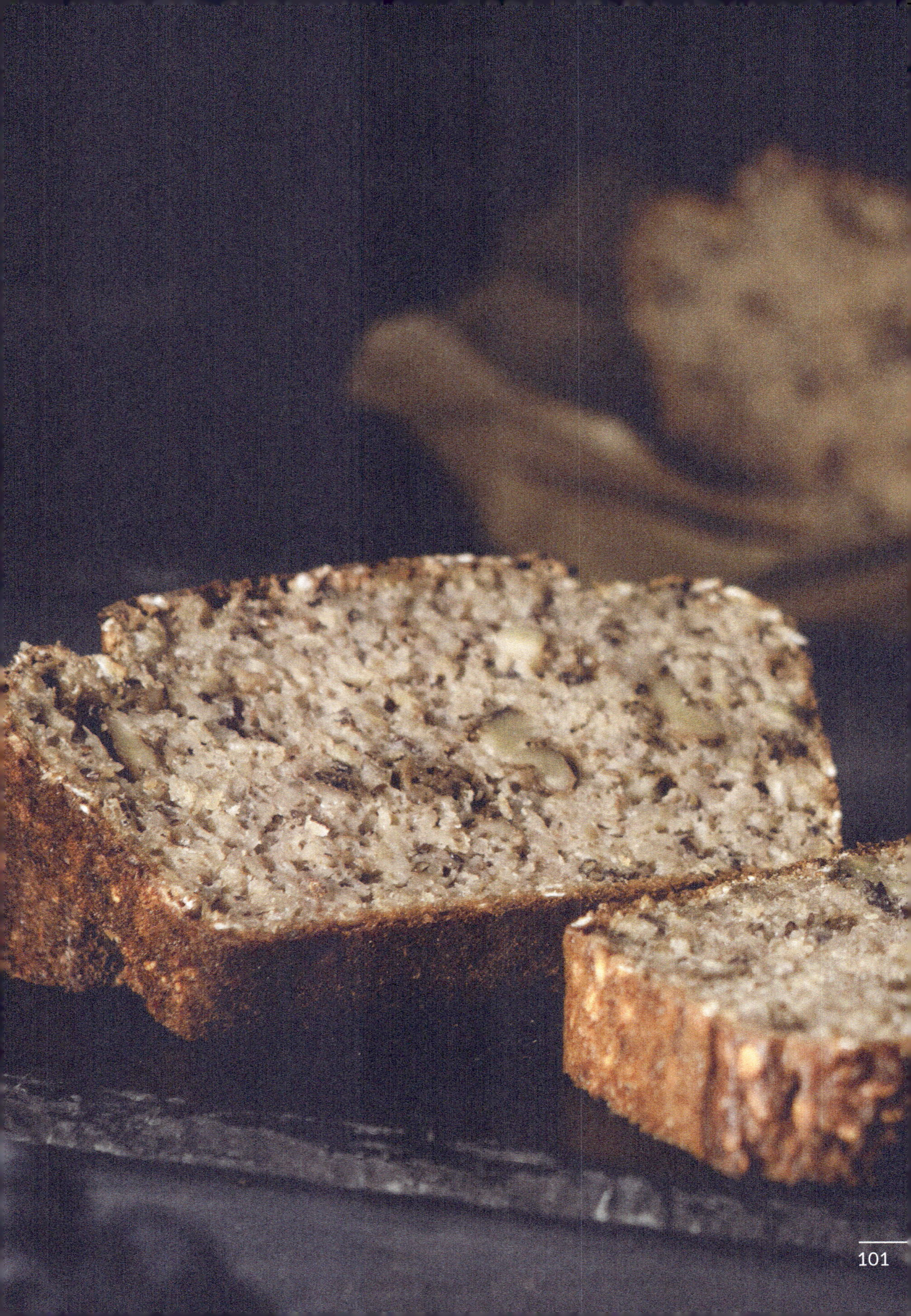

ONE-POT-LASAGNE

ZUTATENLISTE

1–2 EL Olivenöl
1 rote Zwiebel (gewürfelt)
2 Karotten (ca. 200 g)
300 g Sellerie
3 Zehen Knoblauch
2 EL Tomatenmark
2 EL Ahornsirup
125 g Sojagranulat
500 g passierte Tomaten
400 g gestückelte Tomaten
750 ml Gemüsebrühe
1 TL Paprikapulver
1 TL Chili
2 TL italienische Kräuter (Oregano, Basilikum, Thymian)
Salz & Pfeffer
250 g Lasagne-Blätter oder andere Nudeln aus Hülsenfrüchten
40 g Hefeflocken
300 g Brokkoli

ZUBEREITUNG

Das Olivenöl in einem großen Topf erhitzen. Zwiebelwürfel, Karotten, Sellerie und eine Prise Salz hinzugeben. Unter gelegentlichem Rühren ca. 3 Minuten anbraten.

Knoblauch, Tomatenmark, Paprikapulver, Pfeffer, italienische Kräuter, Ahornsirup und Sojagranulat dazugeben und 1–2 Minuten anrösten.

Mit den passierten und gestückelten Tomaten und der Gemüsebrühe ablöschen. Die Lasagne-Blätter bei Bedarf in kleinere Stücke brechen, zur Suppe geben und köcheln lassen, bis sie al dente sind. Dabei ab und zu umrühren.

Abschmecken und bei Bedarf nachwürzen.

Zusammen mit dem Brokkoli auf 4 Gefäße aufteilen und mit den Hefeflocken toppen.

KCAL	EIWEISS	KOHLENHYDRATE	FETT
579	41,4 g	71,3 g	10,5 g

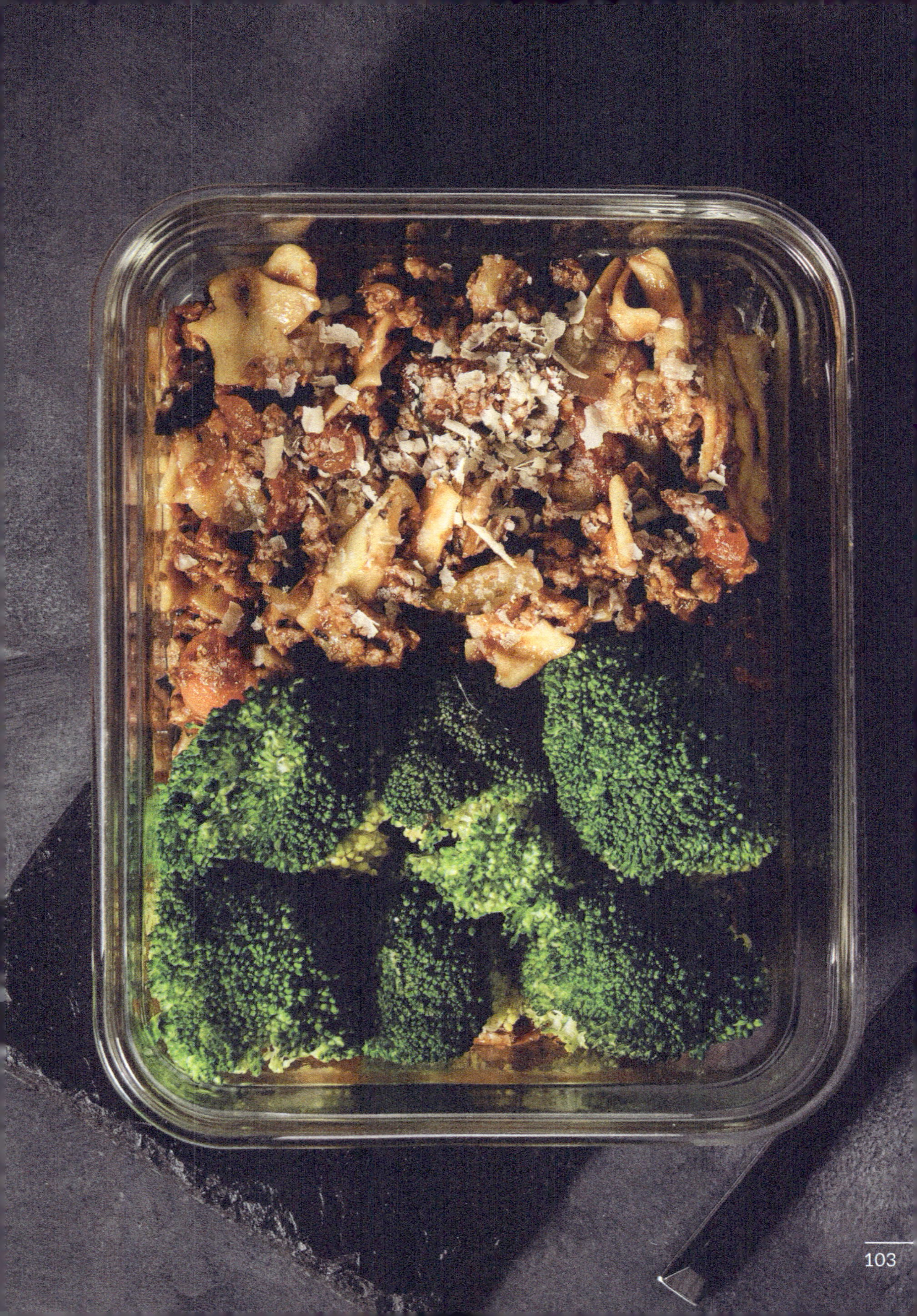

QUINOA-TAHINI-SALAT

ZUTATENLISTE

200 g Quinoa
240 g Kichererbsen
120g Rotkraut
in Streifen geschnitten
Kohl (gezupft)
400 g Karotten
(in Streifen geschnitten)
2 Avocados
10 ml Öl

DRESSING:
100 g Tahini
1/2 TL Salz
1/2 TL Kurkuma
1/2 TL Chiliflocken
1/2 TL Paprikapulver
1/2 TL Knoblauchpulver
1 Limone (Saft)
3 Knoblauchzehen
100 ml Wasser

ZUBEREITUNG

Kichererbsen im Öl anbraten.

Quinoa gemäß Packungsanleitung zubereiten.

Das Dressing in einem Mixer zubereiten.

Alle Zutaten, bis auf die Avocados, auf 4 Boxen oder Gläser aufteilen.

Am Essenstag Dressing und Avocados frisch zugeben.

KCAL	EIWEISS	KOHLENHYDRATE	FETT
558	18,6 g	45,5 g	18,6 g

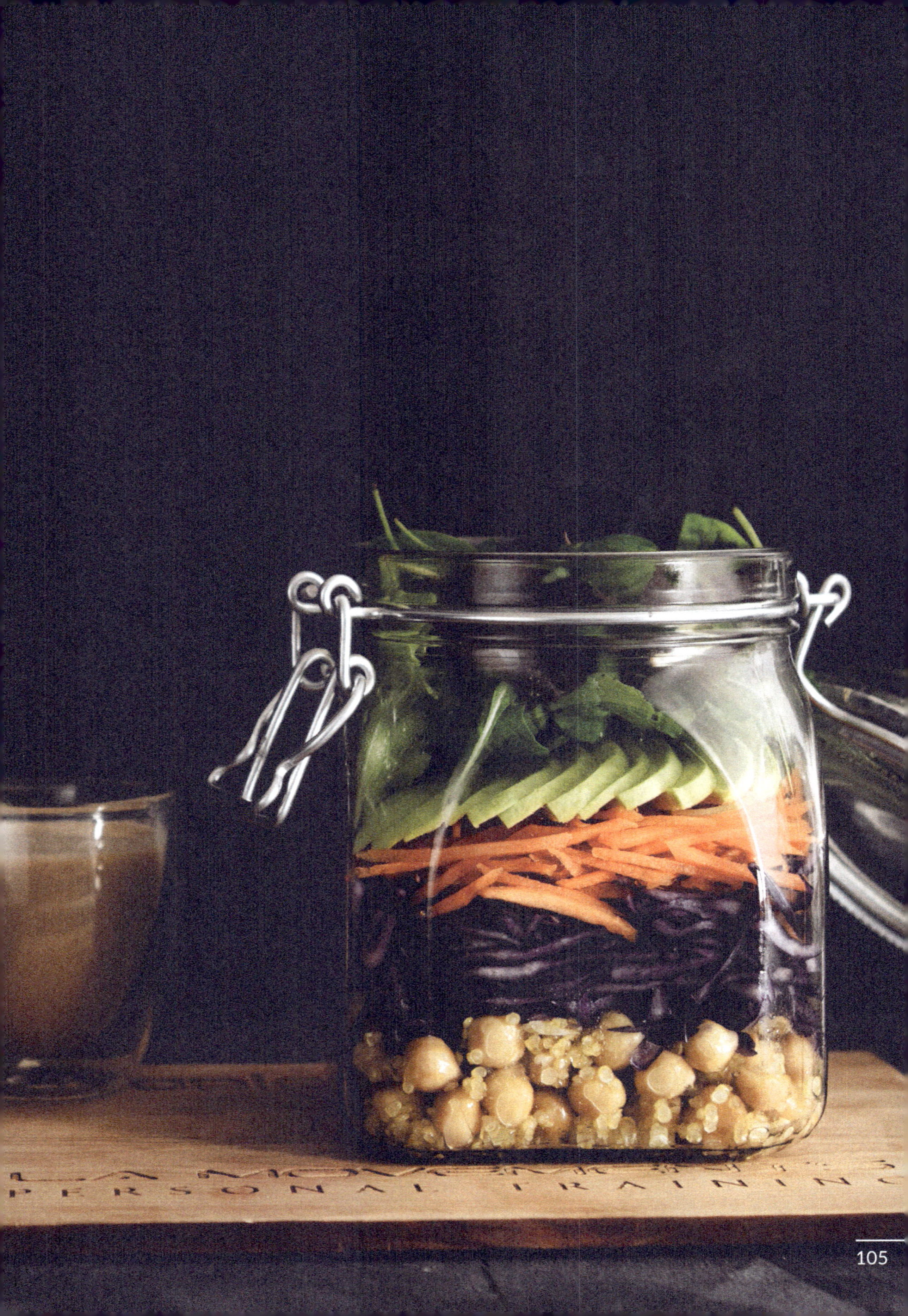

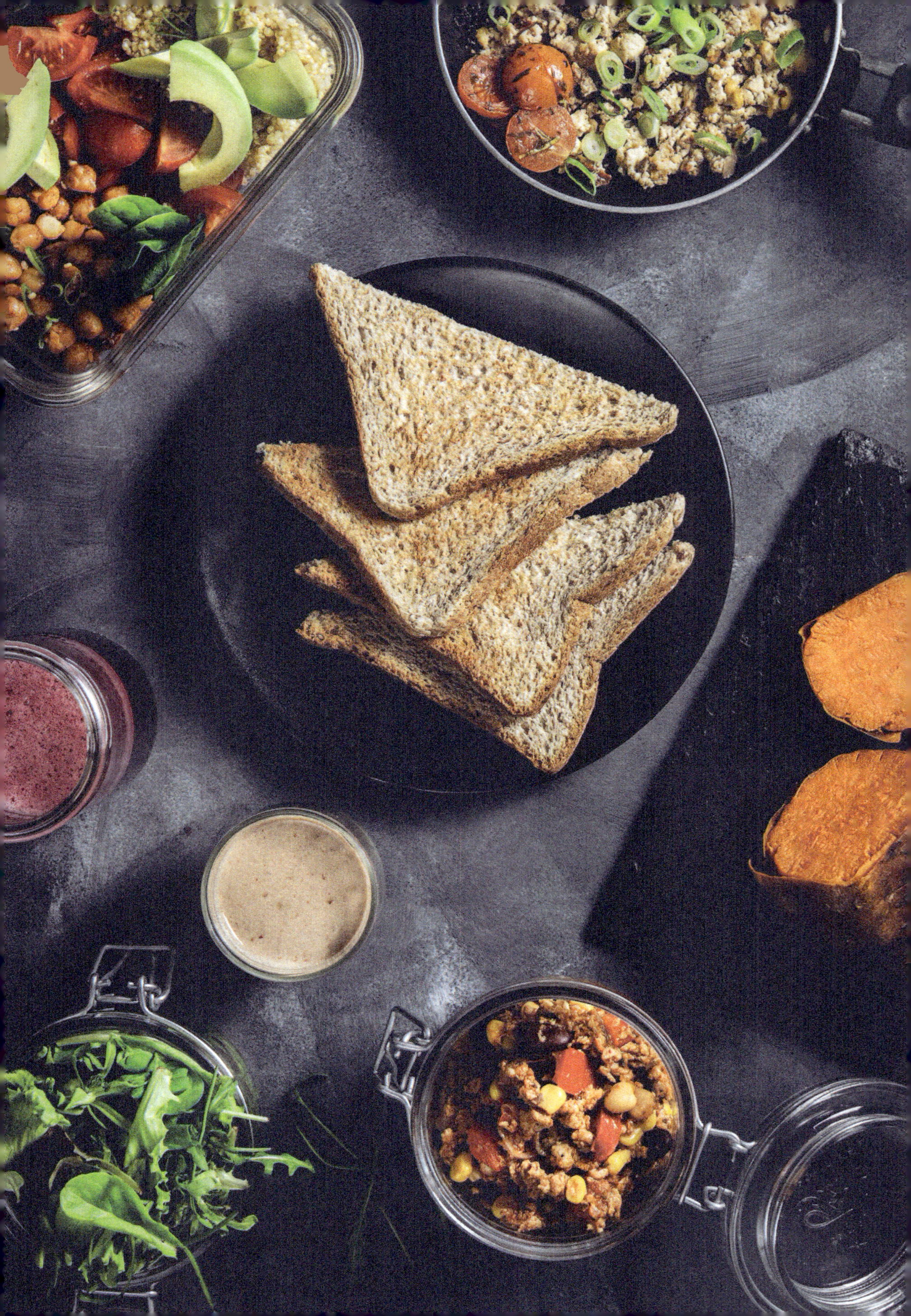

MENÜ 13

RÜHRTOFU

CHILI SIN CARNE MIT SÜSSKARTOFFELN

QUINOA-BBQ-BOWL

ZUTATENLISTE

30 ml Ahornsirup
2 Avocados
100 g BBQ-Soße
1/4 TL Cayennepfeffer
1 1/2 Bund Frühlingszwiebeln
460 ml Gemüsebrühe
1 EL geräuchertes Paprikapulver
6 getrocknete Tomaten
480 g Kichererbsen
250 g Kidneybohnen
600 g Kirschtomaten
2 Knoblauchzehen
1 TL Kümmel
8 g Kurkumapulver
1 Limette
140 g Mais
500 g Naturtofu
5 EL Olivenöl
1 TL Oregano
8 g Paprikapulver
Pfeffer
200 g Quinoa
1 Stiel Rosmarin
1 roter Paprika
250 g Salat
Salz
60 g Seidentofu
125 g Sojagranulat
800 g Süßkartoffeln
200 g Tomaten (gewürfelt)
50 g Tomatenmark
400 g Tomatenstücke
4 Scheiben Vollkorntoast
2 Zwiebeln

KCAL	EIWEISS	KOHLENHYDRATE	FETT
1323	67,7 g	148,8 g	43,9 g

RÜHRTOFU

ZUTATENLISTE

1 Zwiebel (gewürfelt)
6 getrocknete Tomaten (gehackt)
600 g Kirschtomaten (halbiert)
500 g Naturtofu
(getrocknet und zerbröselt)
1 EL Öl
60 g Seidentofu
8 g Kurkumapulver
8 g Paprikapulver
Salz & Pfeffer
1 Stiel Rosmarin
4 Scheiben Vollkorntoast
1/2 Bund Frühlingszwiebeln (Ringe)

ZUBEREITUNG

Ofen auf 180 Grad Ober- und Unterhitze vorheizen.

Die Kirschtomaten mit Olivenöl und gehacktem Rosmarin marinieren und im Ofen ca. 20 Minuten weich garen.

Das Öl in einer großen Pfanne erhitzen und die Zwiebelwürfel glasig anbraten. Den zerbröselten Tofu dazugeben und für 3-4 Minuten mitbraten. Mehrmals umrühren.

Den Seidentofu hinzugeben, unterrühren und für weitere 2 Minuten mitbraten.

Die getrockneten Tomaten unterheben, mit Kurkuma und Paprikapulver bestäuben und mit den Frühlingszwiebeln toppen.

Am Essenstag mit den Kirschtomaten und dem Toast genießen.

KCAL	EIWEISS	KOHLENHYDRATE	FETT
314	26,2 g	20,6 g	12,9 g

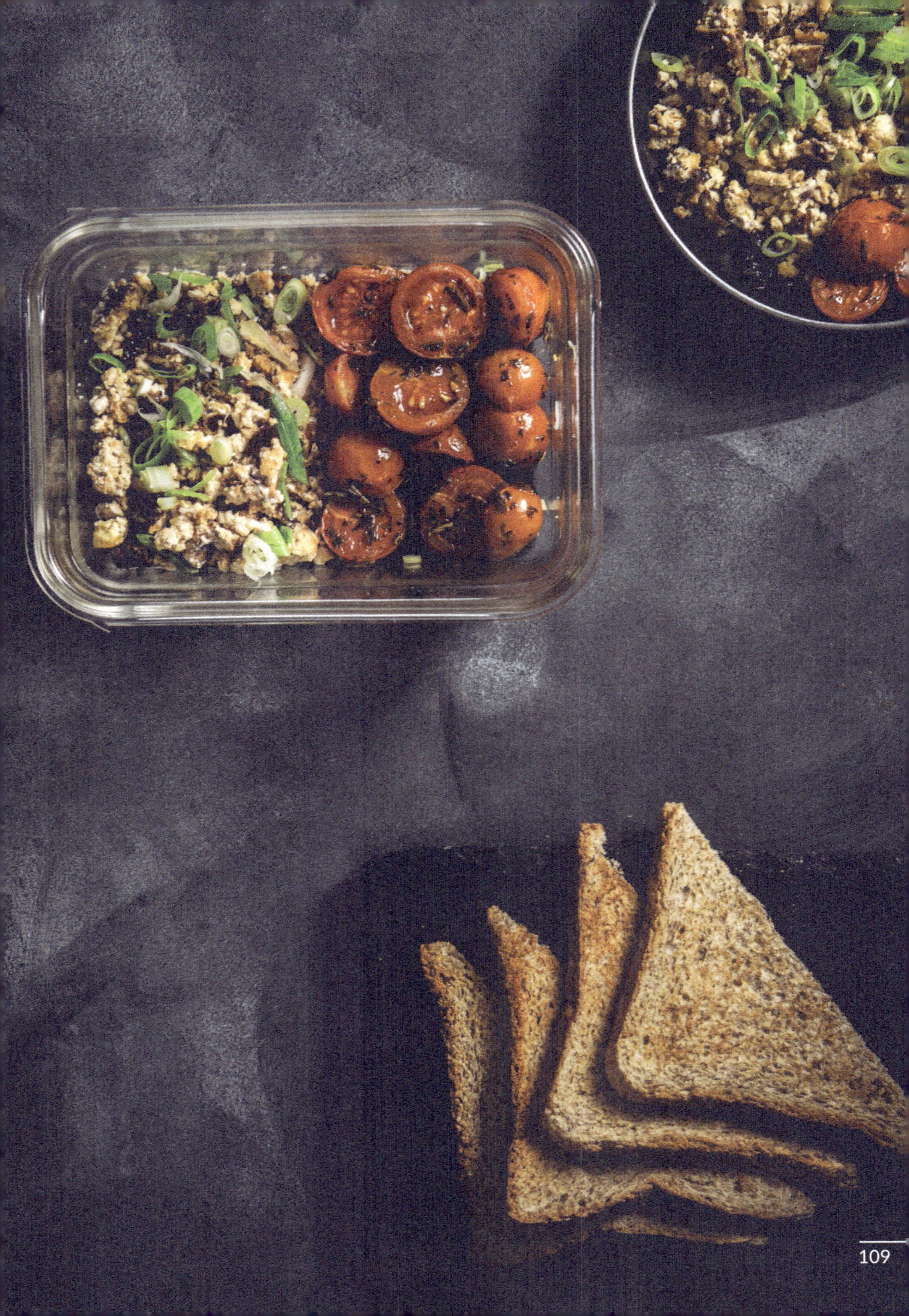

CHILI SIN CARNE

MIT SÜSSKARTOFFELN

ZUTATENLISTE

125 g Sojagranulat
250 g Kidneybohnen
(gekocht und abgetropft)
140 g Mais (abgetropft)
400 g Tomatenstücke
1 roter Paprika (gewürfelt)
1 Zwiebel (gewürfelt)
2 Knoblauchzehen (gepresst)
50 g Tomatenmark
4 El Öl
1/4 TL Cayennepfeffer
1 EL geräuchertes Paprikapulver
1 TL Kümmel
1 TL Oregano
2 EL Gemüsebrühe
800 g Süßkartoffeln
250 g Salat
SALATDRESSING:
Wähle ein beliebiges Dressing
nach Wahl!

ZUBEREITUNG

Die Süßkartoffeln mit 2 EL Öl bestreichen und bei 180 Grad ca. 25 Minuten backen.

Das Sojagranulat in eine Schüssel geben, mit kochendem Wasser übergießen und 5 Minuten ziehen lassen, dann abgießen.

2 EL Öl in einem Topf erhitzen und Zwiebel und Knoblauch 5 Minuten anbraten.

Sojagranulat, Kreuzkümmel, Paprikapulver und Cayennepfeffer hinzufügen und weitere 15 Minuten anbraten.

Paprika und Tomatenmark hinzugeben und mit den Tomatenstücken und 300 ml Wasser ablöschen.

2 EL Gemüsebrühe und Oregano hineingeben und 30 Minuten köcheln lassen.

Bohnen und Mais hinzugeben und umrühren.

Am Essenstag zusammen mit der Süßkartoffel und dem Salat genießen.

KCAL	EIWEISS	KOHLENHYDRATE	FETT
476	25,9 g	64,2 g	10,9 g

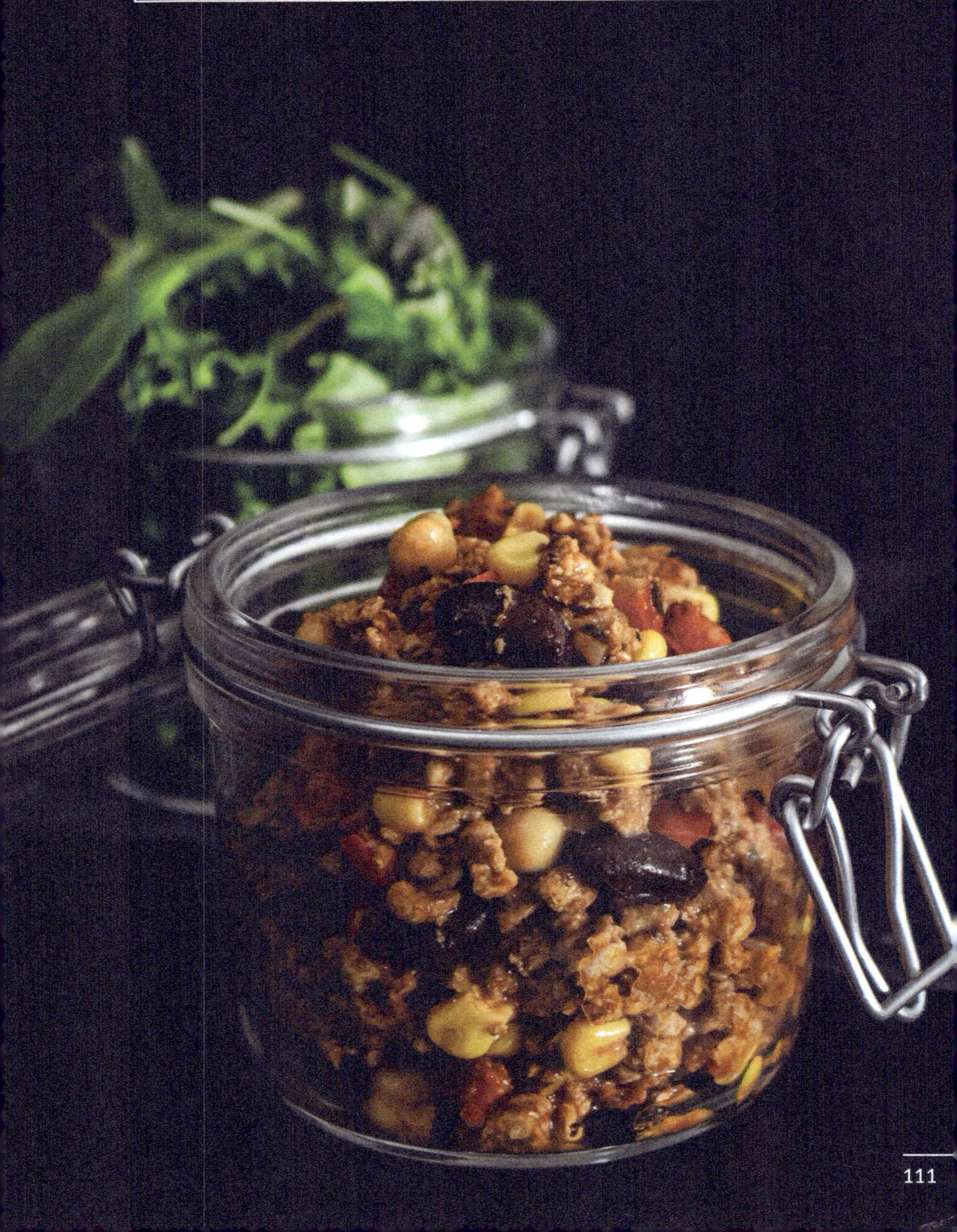

QUINOA-BBQ-BOWL

ZUTATENLISTE

- 200 g Quinoa (gekocht)
- 480 g Kichererbsen
- 100 g BBQ-Soße
- 30 ml Ahornsirup
- 1 Limone
- 30 ml Olivenöl
- 2 Avocados
- 1 Frühlingszwiebel
- 200 g Tomaten (geviertelt)
- 400 ml Gemüsebrühe

ZUBEREITUNG

Quinoa mit 30 ml Ahornsirup und Limonensaft vermengen.

Kichererbsen in einer Pfanne erhitzen und die Hälfte der BBQ-Soße unterrühren und 5 Minuten köcheln lassen.

Kichererbsen in eine Schüssel geben und die restliche BBQ-Soße unterrühren.

In 4 Boxen Quinoa, Kichererbsen und Tomaten anrichten, am Essenstag Avocados frisch hinzufügen und Gericht mit der Frühlingszwiebel bestreuen.

KCAL	EIWEISS	KOHLENHYDRATE	FETT
533	15,6 g	64 g	20,1 g

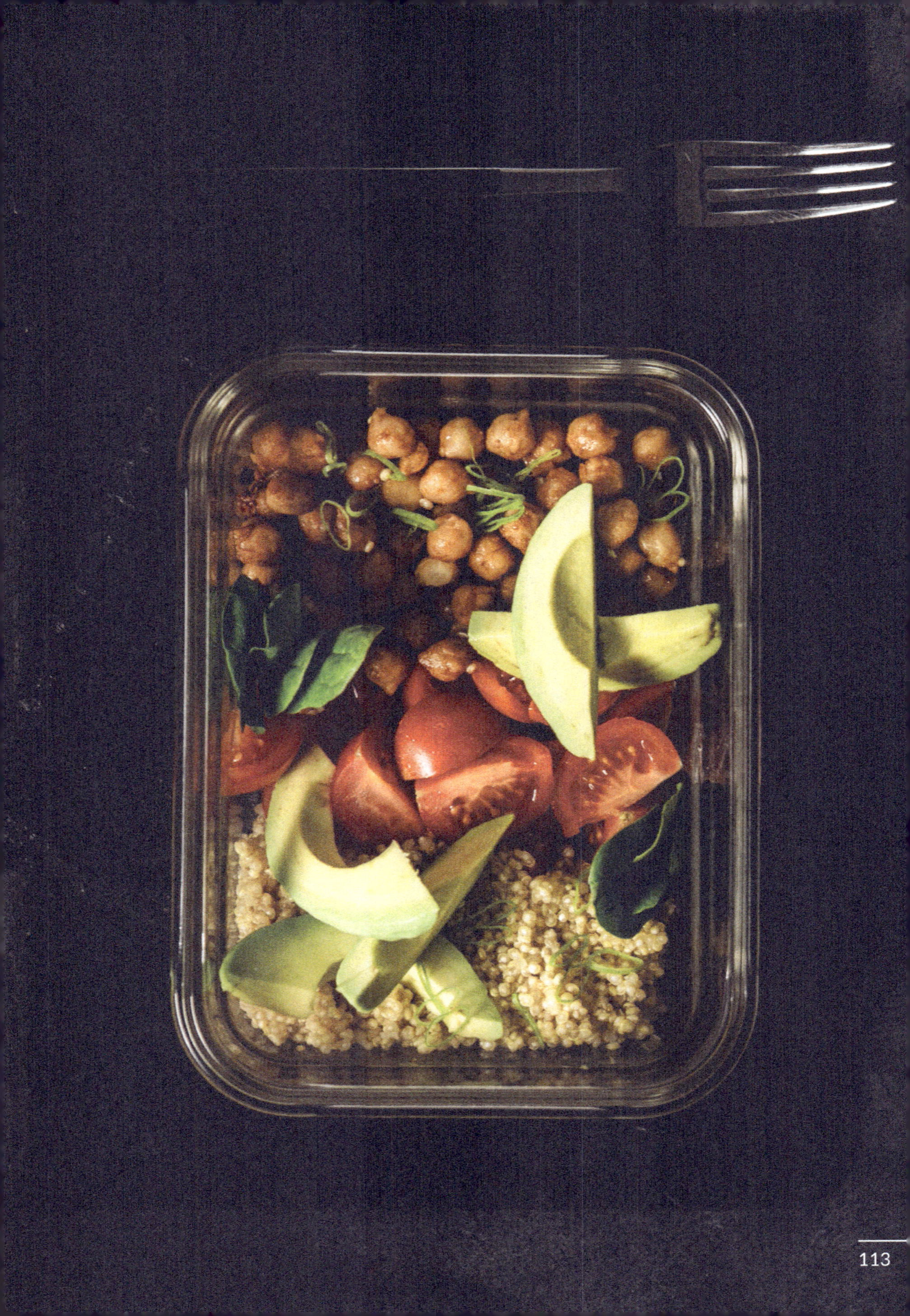

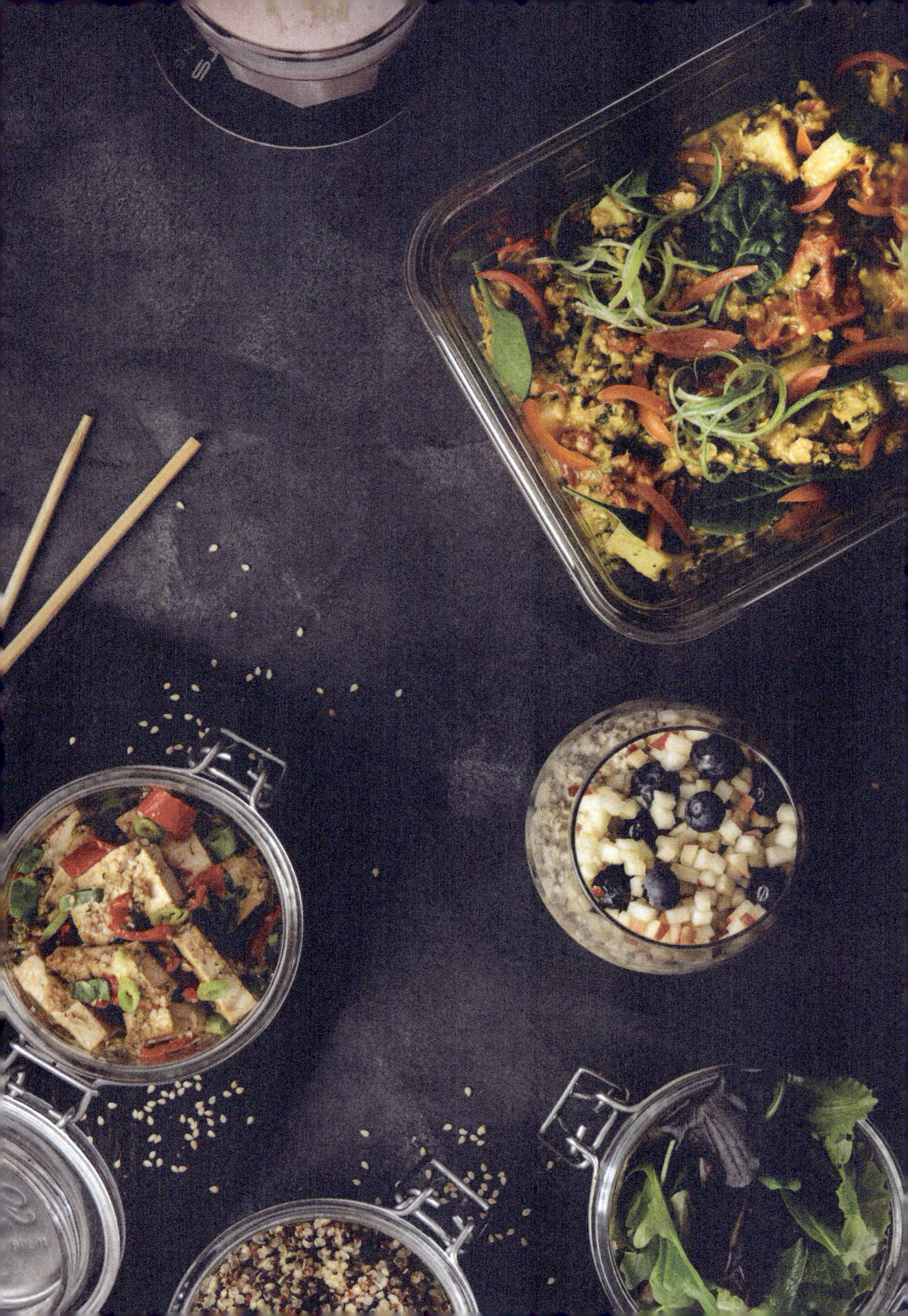

MENÜ 14

OVERNIGHT OATS MIT APFEL

SESAM-INGWER-TOFU

PIKANTER LINSENEINTOPF

ZUTATENLISTE

40 ml Ahornsirup
4 Äpfel
400 g Brokkoli
8 g Cayennepfeffer
20 g Chiasamen
1 Chilischoten
12 g Currypulver
40 g Erdnussmus
1 Bund Frühlingszwiebeln
250 g gelbe Linsen
1 große Zwiebel
160 g Haferflocken
3 1/2 TL Ingwer
450 ml klare Gemüsebrühe
1 1/2 TL Knoblauchpulver
2 Knoblauchzehen
200 ml Kokosmilch
1 Limone
20 g Maisstärke
500 ml Mandelmilch ungesüßt
20 g neutrales Öl
30 ml Olivenöl
3 Paprika
Pfeffer
200 g Quinoa
1 roter Paprika
250 g Salat
Salz
20 g Sesam
60 ml Sesamöl
110 ml Sojasoße
200 g Spinat
200 g Süßkartoffeln
500 g Tofu
3 Tomaten
80 ml Wasser

KCAL	EIWEISS	KOHLENHYDRATE	FETT
1500	65,5 g	144,3 g	66,7 g

OVERNIGHT OATS

MIT APFEL

ZUTATENLISTE

160 g Haferflocken
500 ml Mandelmilch ungesüßt
20 g Chiasamen
40 g Erdnussmus
40 ml Ahornsirup
4 Äpfel (in kleinen Stückchen)

ZUBEREITUNG

Haferflocken, Chiasamen, Ahornsirup und Erdnussmus in einer Schüssel vermengen und auf 4 Gefäße aufteilen.

Am Abend vor dem Essenstag ein Glas der Grundmasse mit 125 ml Mandelmilch füllen, umrühren und in den Kühlschrank stellen.

Am Essenstag zusammen mit dem Apfel verspeisen.

KCAL	EIWEISS	KOHLENHYDRATE	FETT
346	11,4 g	45,6 g	11,7 g

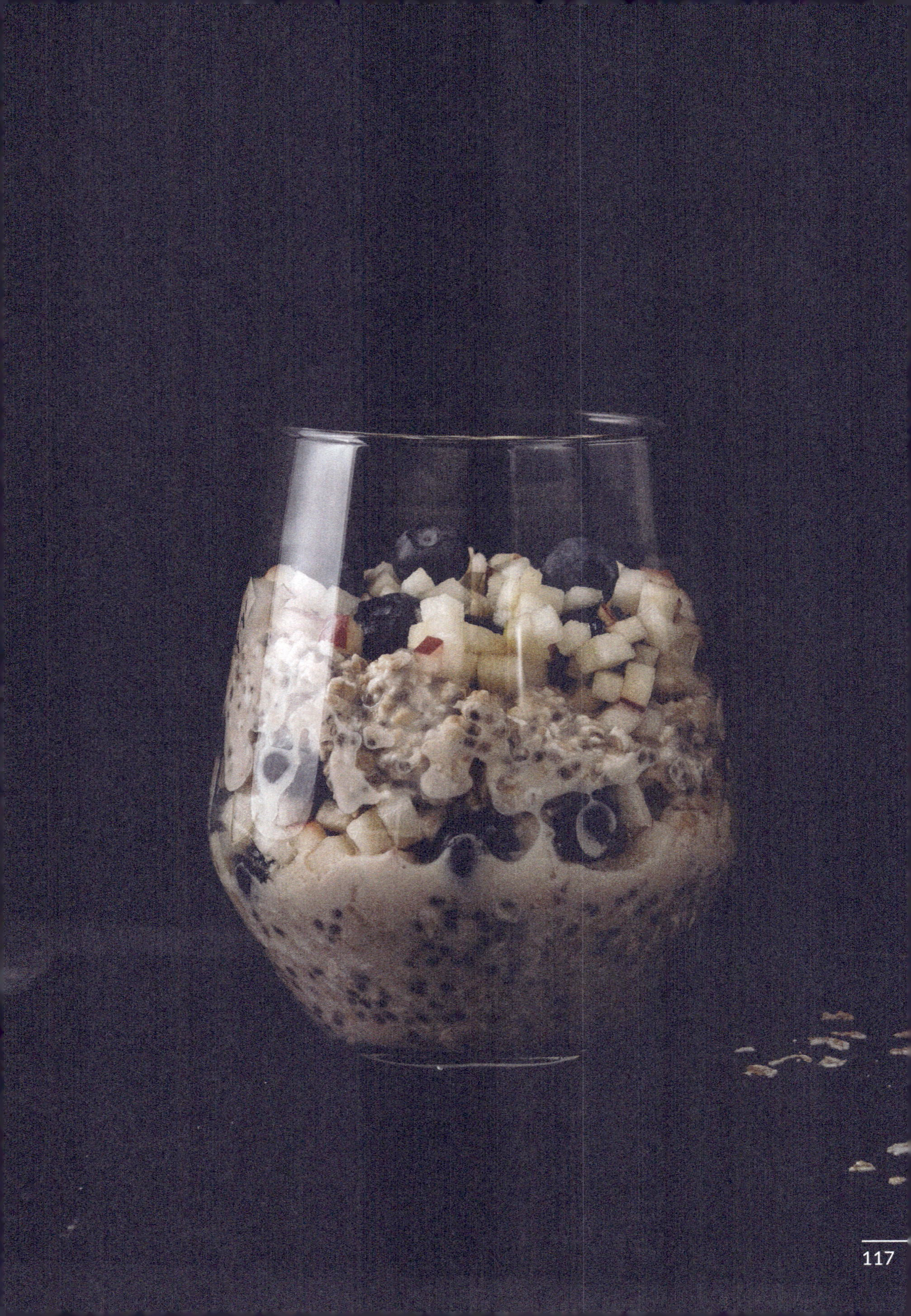

SESAM-INGWER-TOFU

ZUTATENLISTE

- 30 ml Olivenöl
- 1 roter Paprika
- 400 g Brokkoli
- 30 ml Sojasoße
- 1/2 TL Knoblauchpulver
- 1/2 TL Ingwer
- 500 g Tofu
- 20 g Sesam
- 1 Bund Frühlingszwiebeln
- 200 g Quinoa (gekocht)
- 1 Limone
- 250 g Salat

MARINADE:

- 80 ml Wasser
- 80 ml Sojasoße
- 60 ml Sesamöl
- 1 TL Ingwer
- 1 TL Knoblauch
- 20 g Maisstärke

DRESSING:

Wähle ein Dressing nach Wahl!

ZUBEREITUNG

Das Gemüse mit 30 ml Sojasoße, 30 ml Olivenöl, Knoblauchpulver und Ingwer in einer Pfanne 7–10 Minuten anrösten und zur Seite stellen.

Den Tofu in die Pfanne geben und 10–12 Minuten anrösten. Die Marinade zusammenrühren, in die Pfanne geben und kurz andicken lassen.

Tofu, Quinoa und Gemüse auf 4 Boxen aufteilen, mit Sesam und Frühlingszwiebeln bestreuen sowie mit Limone beträufeln.

KCAL	EIWEISS	KOHLENHYDRATE	FETT
658	32,7 g	41,7 g	38 g

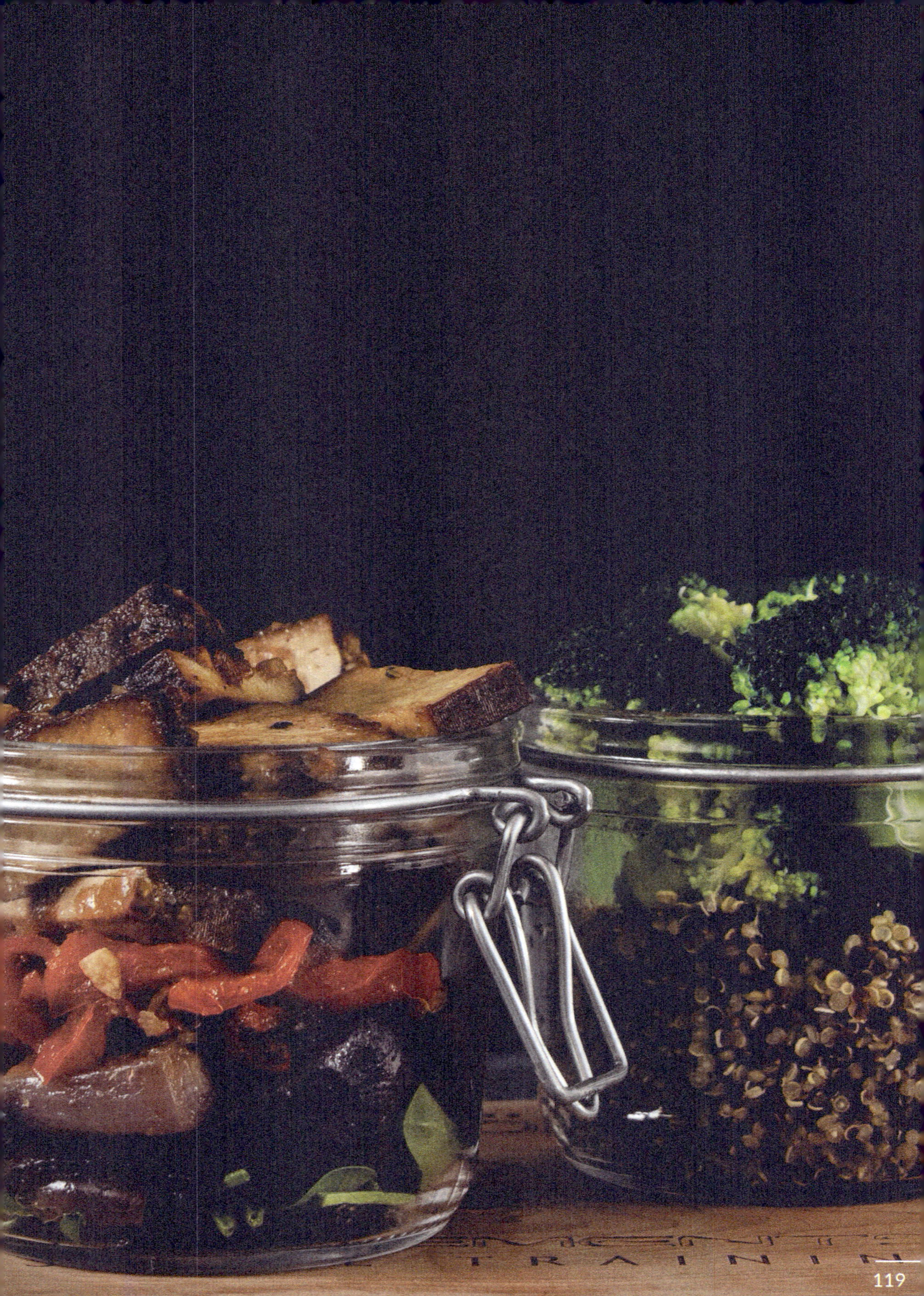

PIKANTER LINSEN-EINTOPF

ZUTATENLISTE

3 Tomaten
3 Paprika (gewürfelt)
250 g gelbe Linsen
200 g Spinat
200 ml Kokosmilch
200 g Süßkartoffeln (gewürfelt)
2 Knoblauchzehen (gehackt)
12 g Currypulver
450 ml klare Gemüsebrühe
1 große Zwiebel (gewürfelt)
8 g Ingwer
8 g Cayennepfeffer
Salz & Pfeffer
20 g neutrales Öl
1 Chilischote

ZUBEREITUNG

In einer hohen Pfanne 1 EL Öl, Knoblauch, Chili, Zwiebel und Ingwer anbraten.

Currypulver, Cayennepfeffer, Salz und Pfeffer dazugeben.

Die Linsen und die Paprikastücke in die Pfanne geben und kurz mitbraten, dabei ständig umrühren.

Mit der Gemüsebrühe ablöschen und aufkochen lassen.

Kokosmilch, Tomaten und Kartoffelstücke dazugeben und 20–25 Minuten köcheln lassen, bis die Kartoffeln und Linsen weich sind.

Den Spinat dazugeben und mit Salz und Pfeffer abschmecken.

KCAL	EIWEISS	KOHLENHYDRATE	FETT
496	21,4 g	57 g	17 g

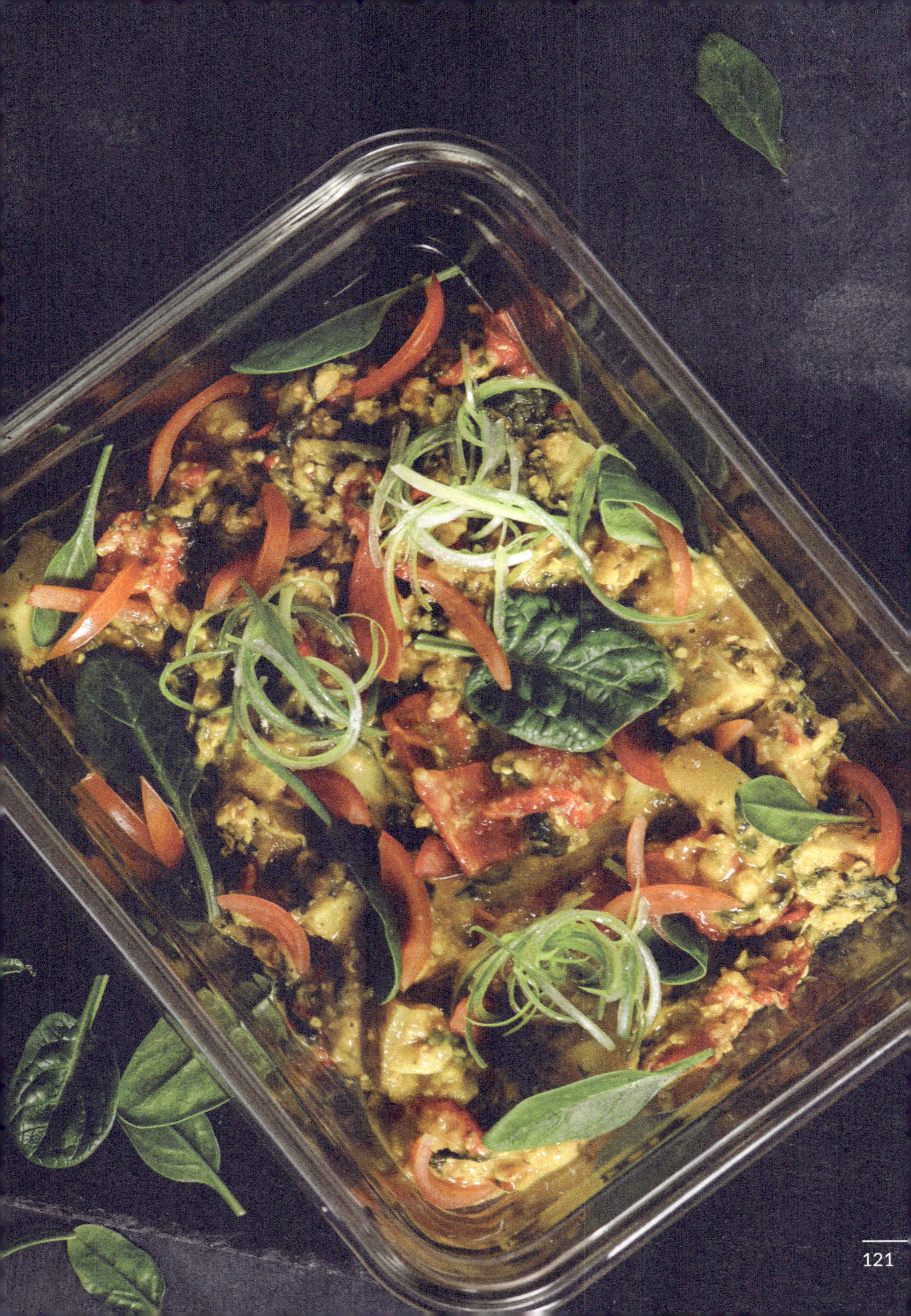

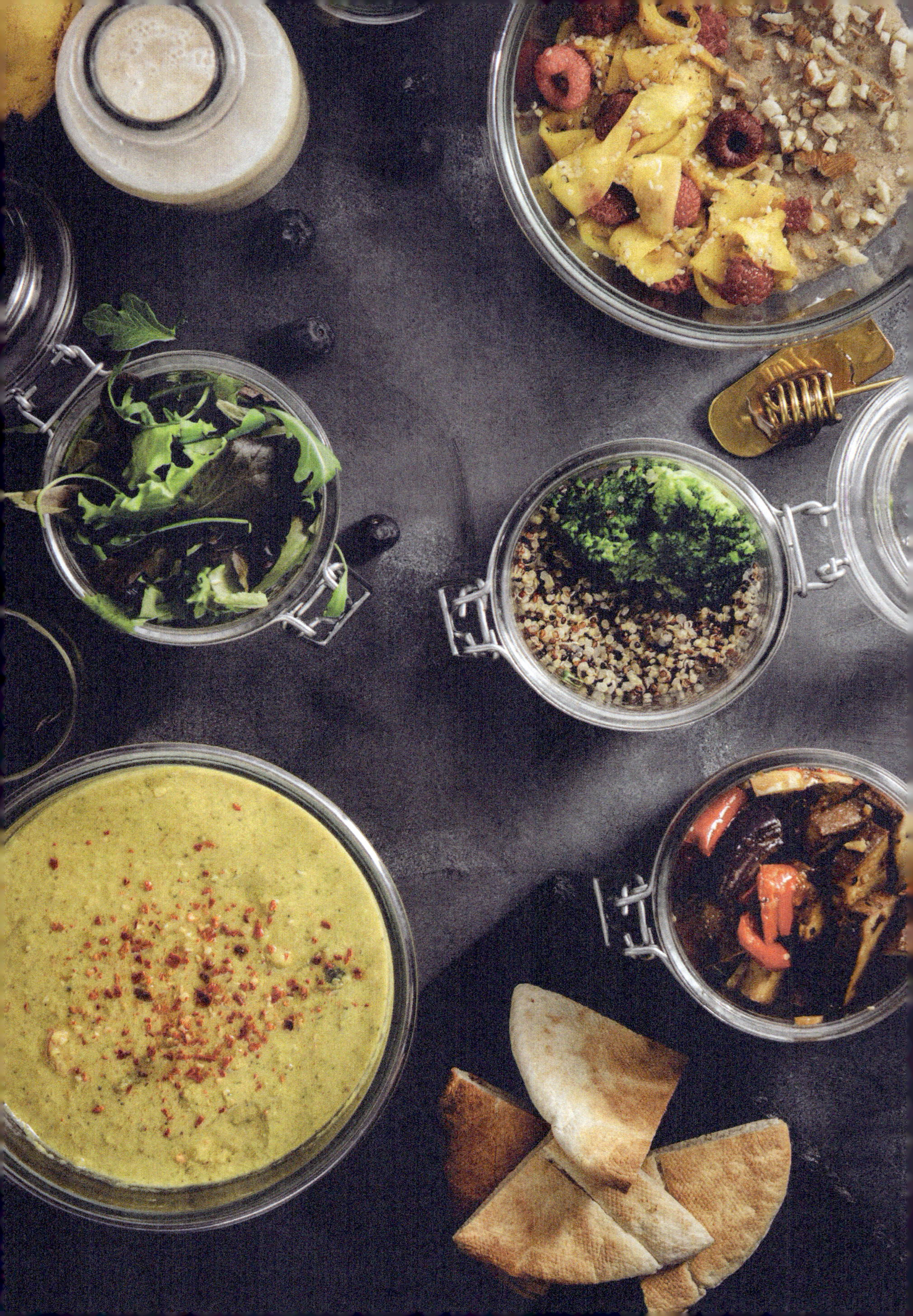

MENÜ 15

MANDEL-GRIESSBREI

TERIYAKI TOFU

INDISCHES DAL

ZUTATENLISTE

60 ml Ahornsirup
1,4 kg Brokkoli
1 Chilischote
2 TL Curry
40 g Eiweißpulver (Vanille)
250 g gelbe Linsen
1 L Gemüsebrühe
40 g Hanfsamen
400 g Himbeeren
5 g Ingwer
2 Knoblauchzehen
500 ml Kokosmilch
20 g Kokosöl
1 TL Kreuzkümmel
2 TL Kurkuma
1 Limone
10 g Maisstärke
60 g Mandelmehl
1 L Mandelmilch
20 ml Olivenöl
2 Paprika
4 Pitabrote
200 g Quinoa
2 reife Mangos
10 ml Reisessig
1 roter Paprika
1 rote Zwiebel
2 TL roter Pfeffer
250 g Salat
Salz
60 ml Sojasoße
500 g Tofu
10 ml Wasser
160 g Weizengrieß
15 g Zimt
30 g Zitronensaft
1 Zwiebel

KCAL	EIWEISS	KOHLENHYDRATE	FETT
1421	71,2 g	139,5 g	55 g

MANDEL-GRIESSBREI

ZUTATENLISTE

1000 ml Mandelmilch
160 g Weizengrieß
30 g Ahornsirup
15 g Zimt
2 reife Mangos
40 g Hanfsamen
400 g Himbeeren
40 g Eiweißpulver (Vanille)

ZUBEREITUNG

Mandelmilch und 15 g Ahornsirup aufkochen lassen.

Zimt, Grieß und Vanillepulver unter ständigem Rühren langsam in die kochende Milch schütten. Den Topf vom Herd nehmen und ca. 10 Minuten quellen lassen.

Die Mango halbieren, Kern und Haut entfernen und das Fruchtfleisch in mundgerechte Stücke schneiden.
Die andere Hälfte des Ahornsirup mit den Mangostücken in einer Pfanne leicht erhitzen.

Die Mango auf den Grießbrei geben und mit Himbeeren und Hanfsamen toppen.

KCAL	EIWEISS	KOHLENHYDRATE	FETT
402	25,6 g	46,4 g	9,8 g

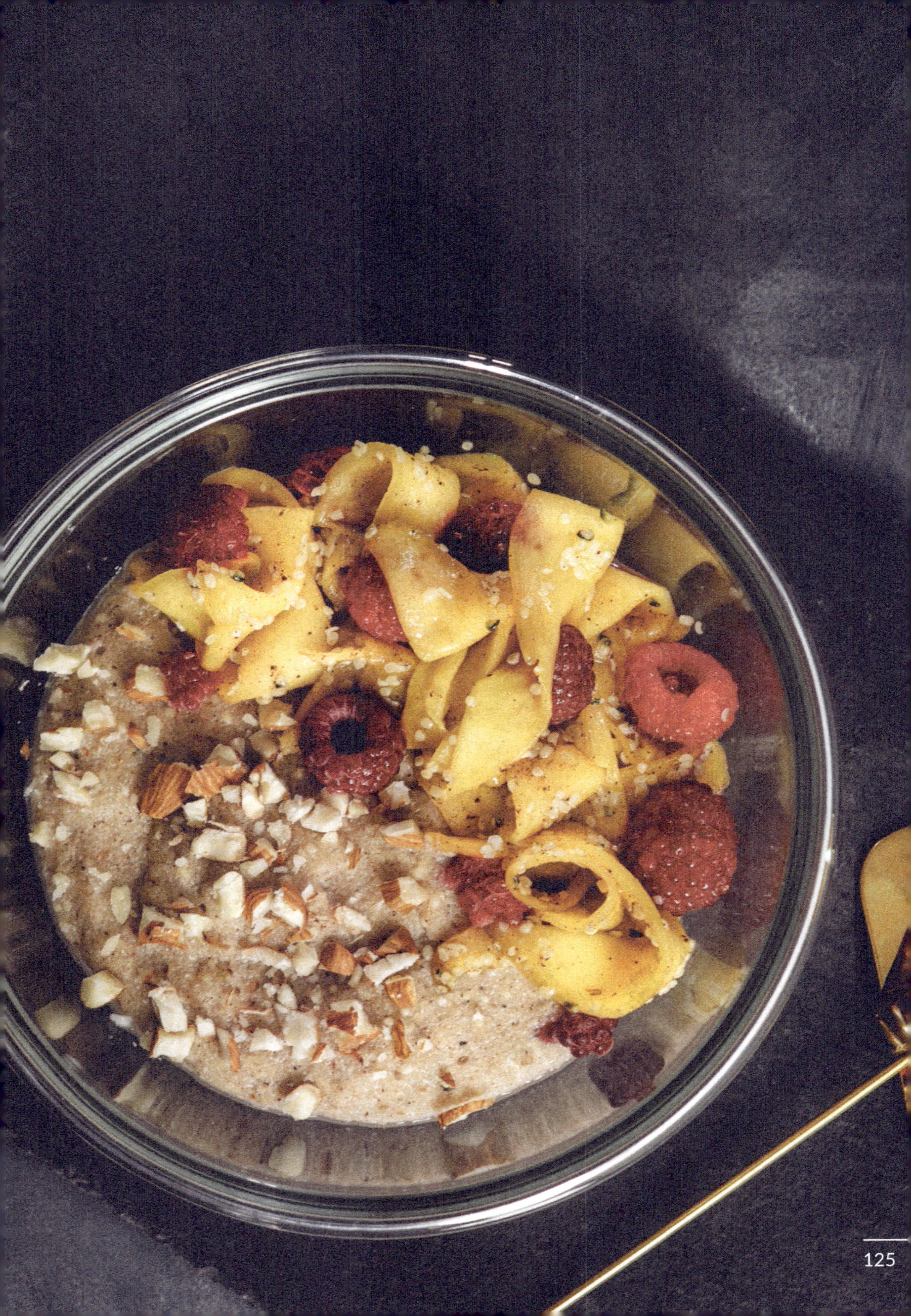

TERIYAKI TOFU

ZUTATENLISTE

500 g Tofu
(getrocknet und gewürfelt)
400 g Brokkoli
1 rote Zwiebel (gewürfelt)
1 roter Paprika (gewürfelt)
200 g Quinoa (gekocht)
1 Zitrone
250 g Salat

MARINADE:
60 ml Soja
30 ml Ahornsirup
20 ml Olivenöl
10 ml Reisessig
10 ml Wasser
2 Knoblauchzehen
5 g Ingwer
10 g Maisstärke

DRESSING:
Wähle ein Dressing nach Wahl!

ZUBEREITUNG

Die Marinade zusammenrühren.

Ofen auf 200 Grad vorheizen.

Auf einem Blech Brokkoli, Zwiebel, Paprika und Tofu verteilen.

Marinade über die Zutaten geben und in den Ofen schieben.

Nach 10 Minuten den Brokkoli herausnehmen und zur Seite stellen.

Nach 20 Minuten das restliche Gemüse herausnehmen.
Den Tofu wenden und noch weitere 10 Minuten braten.

Gemüse und Tofu zusammen mit der Quinoa auf 4 Boxen aufteilen.

Zitrone über die Quinoa träufeln.

KCAL	EIWEISS	KOHLENHYDRATE	FETT
507	31,6 g	44,9 g	20,1 g

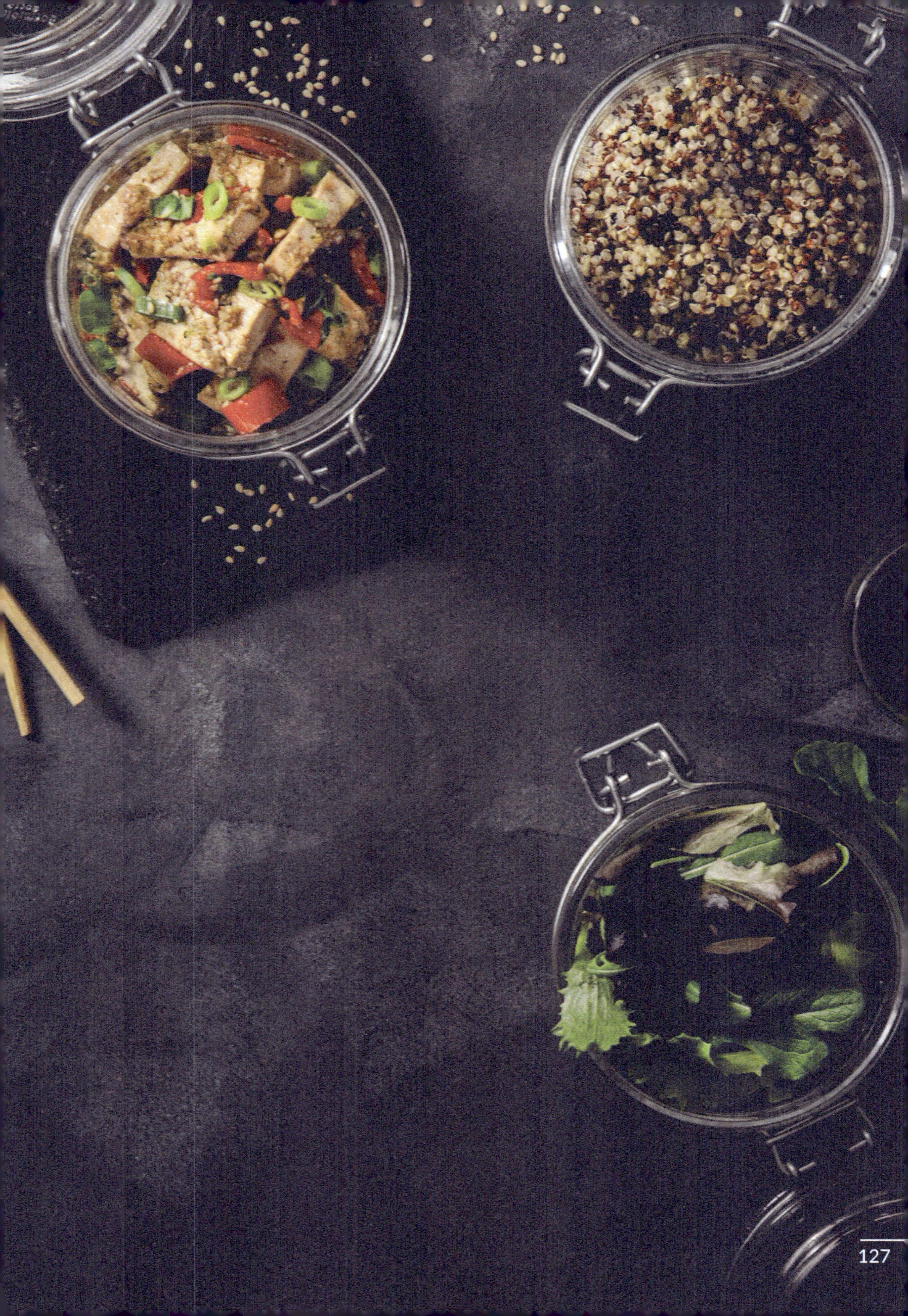

INDISCHES DAL

ZUTATENLISTE

250 g gelbe Linsen
1 Stück Zwiebel (gewürfelt)
1 TL Kreuzkümmel
20 g Kokosnuss-Öl
2 x 500 g Brokkoli
2 Stück Paprika (gewürfelt)
1 L Gemüsebrühe
Salz
500 ml Kokosmilch
30 ml Zitronensaft
2 TL roter Pfeffer
2 TL Curry
1 Chilischote (gehackt)
2 TL Kurkuma
4 Pitabrote

ZUBEREITUNG

Das Kokosöl in einem großen Topf erhitzen und die ungekochten Linsen, die Zwiebelwürfel, Chili und den Kreuzkümmel 5 Minuten anschwitzen.

Den gesamten Brokkoli klein schneiden und in einem Mixer pürieren.

Den Brokkoli und die Gemüsebrühe in den Topf zu der Linsenmischung geben und mit Salz abschmecken. Abdecken und ca. 20 Minuten bei geringer Hitze köcheln lassen.

Kokosmilch, Zitronensaft, Paprika, Kurkuma, Curry und Pfeffer dazugeben und nochmal für 10 Minuten auf kleiner Flamme kochen.

Abschmecken, auf 4 Gefäße aufteilen und am Essenstag mit Pitabrot genießen.

KCAL	EIWEISS	KOHLENHYDRATE	FETT
563	23,2 g	48,2 g	25 g

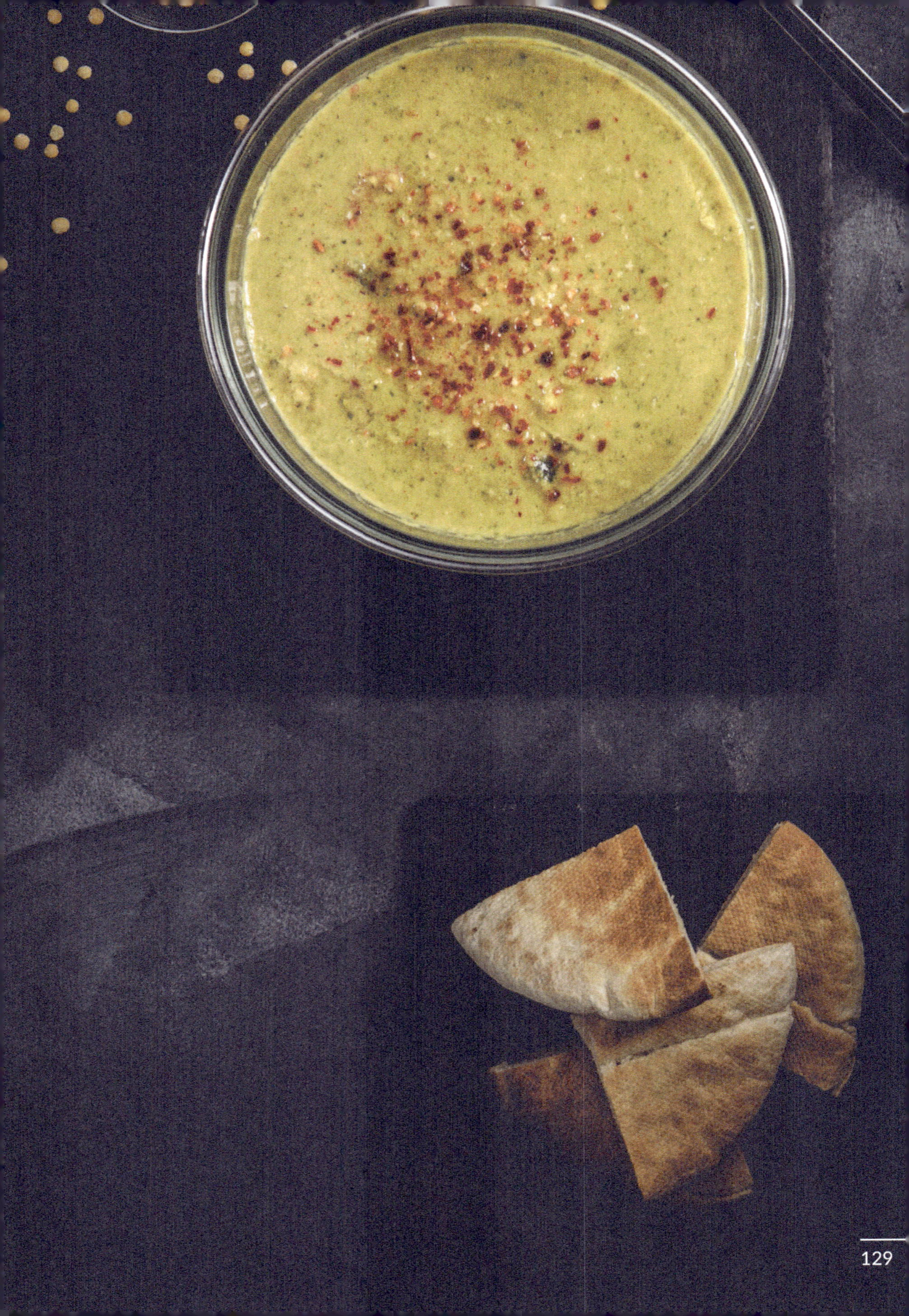

BONUS

DIPS
DRESSINGS
SHAKES & SMOOTHIES

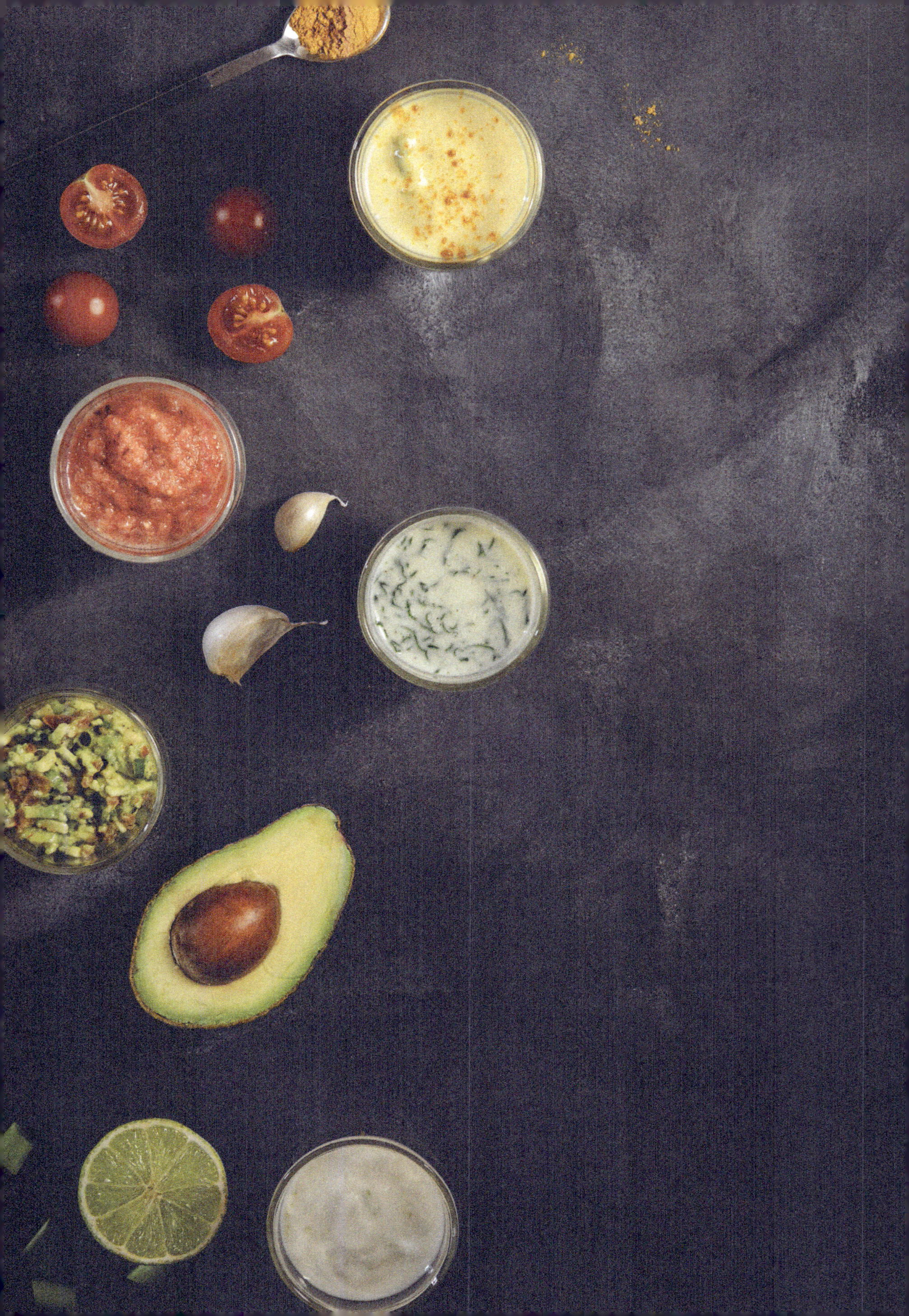

Dips in einem separaten Gefäß im Kühlschrank aufbewahren und nach Bedarf zu den Gerichten genießen, Zutaten in einem Mixer vermengen.

ROTE SALSA
4 PORTIONEN

200 g Tomaten
15 g Ahornsirup
1 Chilischote
1 rote Zwiebel
1 Knoblauchzehe
Limettensaft (1 Limette)
Salz

(25 kcal/Portion)

JOGHURT-DIP
4 PORTIONEN

100 g Sojajoghurt
1/2 Limette
10 g Ahornsirup
1 Knoblauchzehe
Salz
Pfeffer

(24 kcal/Portion)

CURRY-DIP
4 PORTIONEN

100 g Datteln (entsteint)
1 Knoblauchzehe
150 g Mandeljoghurt
2 TL Currypulver
Salz und Pfeffer

(93 kcal/Portion)

TSATSIKI-DIP
2 PORTIONEN

150 g Sojajoghurt
1/2 Salatgurke (wichtig ist entkernen und nicht schälen)
1 EL Olivenöl
2 EL Essig
1 Knoblauchzehe

(105 kcal/Portion)

GUACAMOLE
4 PORTIONEN

2 Avocados
1 Tomate
1/2 Zwiebel
1/2 Zitrone (Saft)
1 EL Olivenöl
Salz und Pfeffer

(111 kcal/Portion)

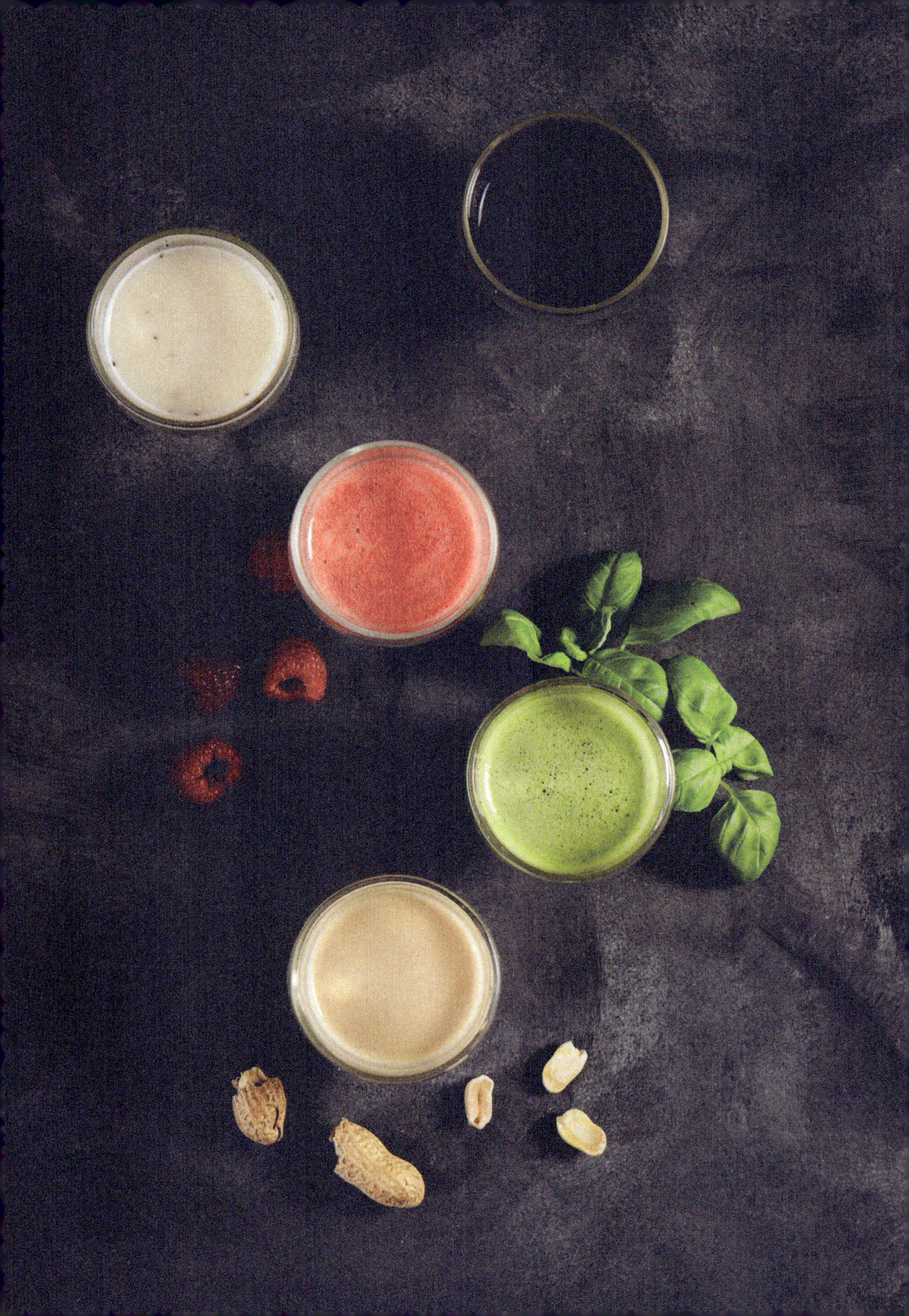

Alle Zutaten mischen. Fertiges Dressing in einem separaten Gefäß im Kühlschrank aufbewahren und am Essenstag frisch über den Salat geben. Mengenangaben für je 4 Portionen < 50 kcal

BALSAMICO-KNOBLAUCH-DRESSING

100 ml dunkler Balsamico
100 ml Wasser
25 g Ahornsirup
1 Knoblauchzehe
Basilikumblätter
Salz
Pfeffer

JOGHURT-DRESSING

100 g Sojajoghurt
100 ml Essig
100 ml Wasser
25 g Ahornsirup
Salz
Pfeffer

HIMBEER-DRESSING

40 g Himbeeren TK oder frisch
100 ml Essig
100 ml Wasser
25 g Ahornsirup
Salz
Pfeffer

GURKEN-DRESSING

1/2 Salatgurke (gerieben)
100 ml Essig
100 ml Wasser
25 g Ahornsirup
Salz
Pfeffer

ERDNUSS-DRESSING

40 g Erdnussmus
100 ml Essig
100 ml Wasser
25 g Ahornsirup
Salz
Pfeffer

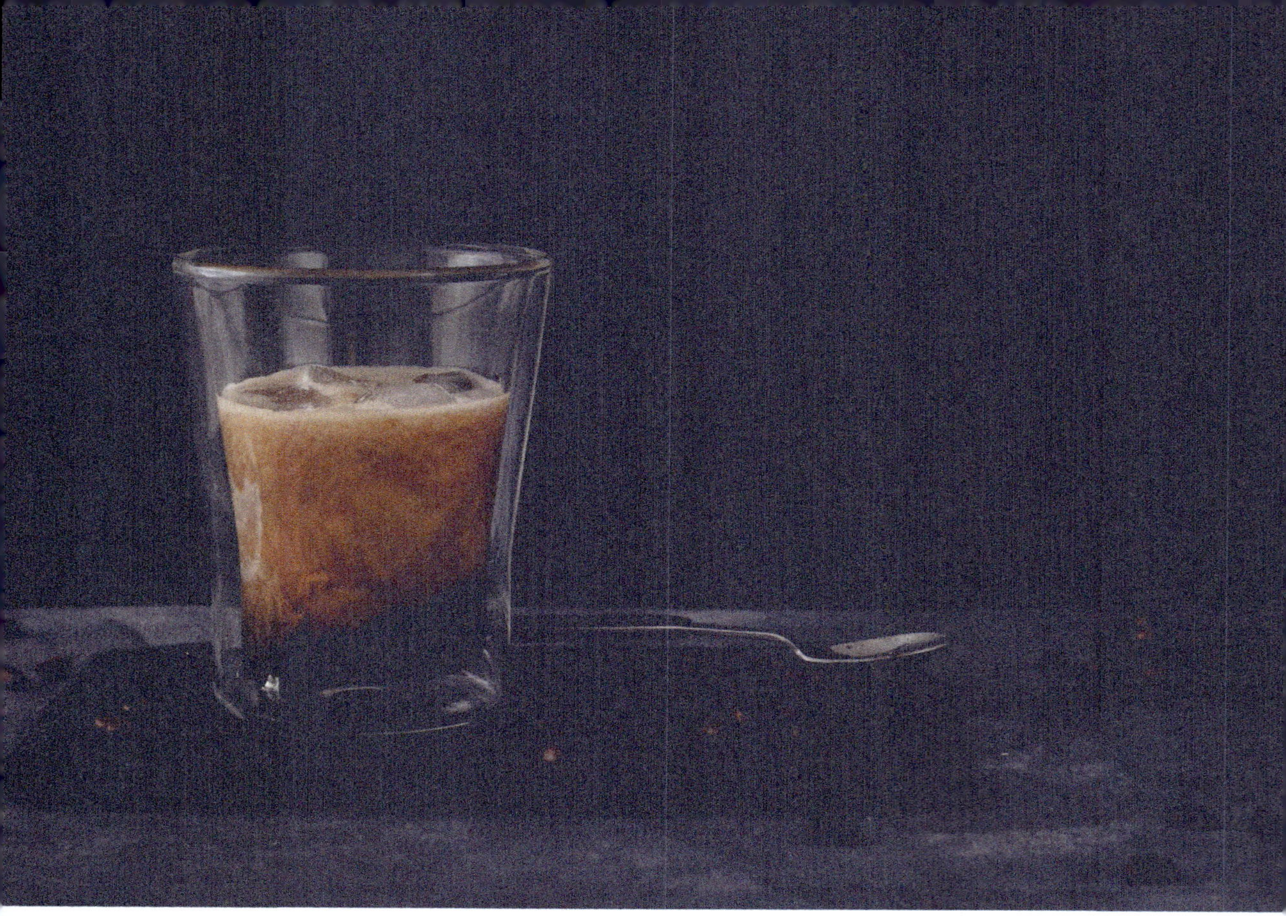
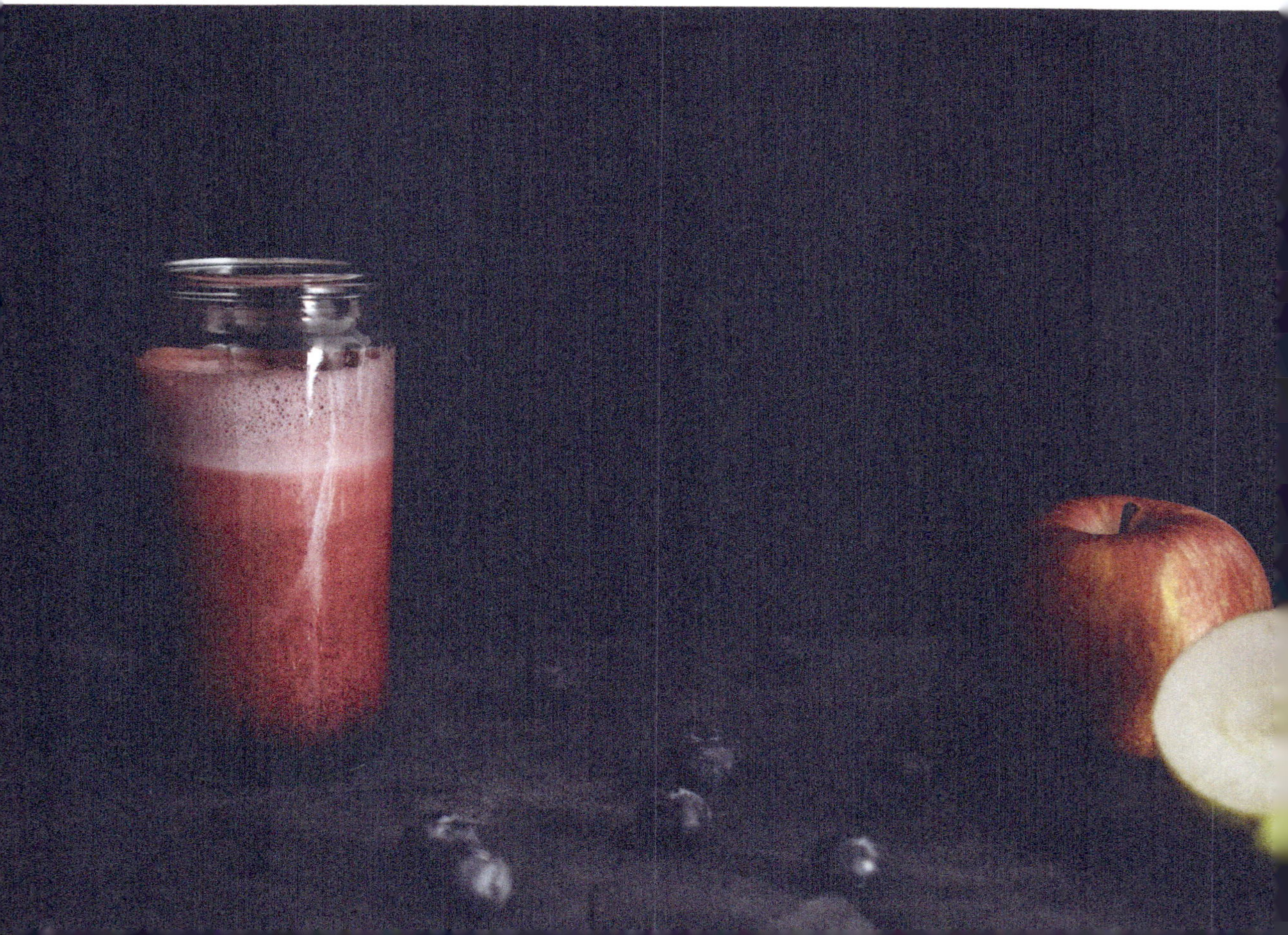

HIGH-PROTEIN-EISKAFFEE

30 g veganes Eiweißpulver (Vanille)
1 Espresso
300 ml Wasser
Eiswürfel

Eiweißpulver mit dem Wasser vermengen und in einem Glas mit dem Espresso und den Eiswürfeln servieren.

KCAL	EIWEISS	KOHLENHYDRATE	FETT
113	24 g	1 g	1 g (incl. Eiweißpulver)

HIGH-PROTEIN-HEIDELBEER-APFELSMOOTHIE

1 Apfel
100 g Heidelbeeren
30 g Eiweißpulver (Beeren)
1/2 TL Zimt

Zutaten in den Mixer geben und nach Belieben Wasser hinzufügen, bis dein Smoothie die gewünschte Konsistenz erreicht hat.

KCAL	EIWEISS	KOHLENHYDRATE	FETT
226	25 g	27 g	2 g (incl. Eiweißpulver)

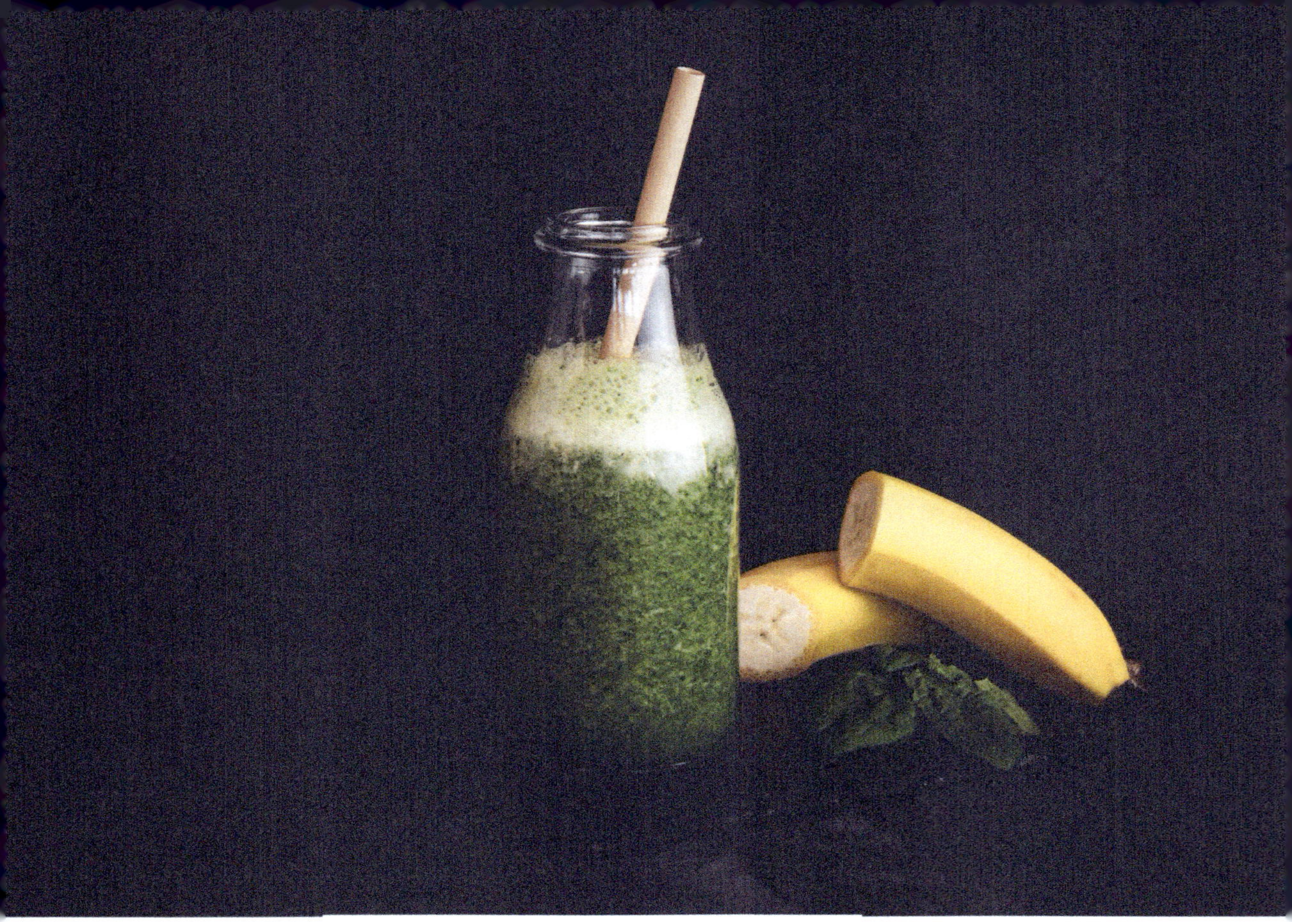
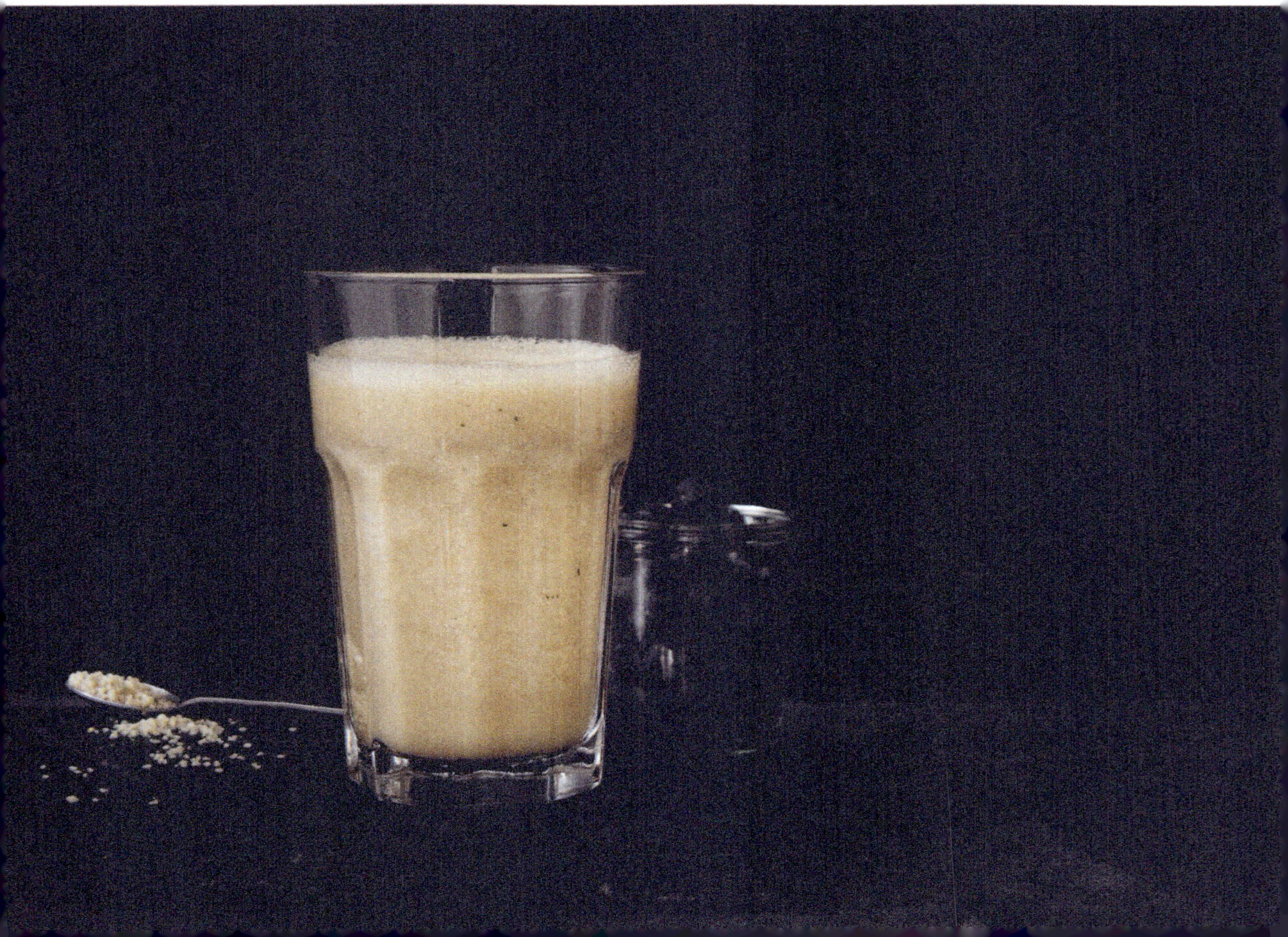

BANANEN-SPINAT SMOOTHIE

Mixe in einem Standmixer
1 Banane
65 g Spinat
15 g Leinsamen
Optional: 15 g Eiweißpulver

Zutaten in den Mixer geben und nach Belieben Wasser hinzufügen, bis dein Smoothie die gewünschte Konsistenz erreicht hat.

KCAL	EIWEISS	KOHLENHYDRATE	FETT
291	19 g	32 g	8 g (incl. Eiweißpulver)

ORANGEN-MANGO SMOOTHIE

1 Banane
1 Orange
1/2 Mango
65 g Heidelbeeren
10 g Hanfsamen
Optional: 15 g Eiweißpulver

Zutaten in den Mixer geben und nach Belieben Wasser hinzufügen, bis dein Smoothie die gewünschte Konsistenz erreicht hat.

KCAL	EIWEISS	KOHLENHYDRATE	FETT
313	16 g	44 g	5 g (incl. Eiweißpulver)

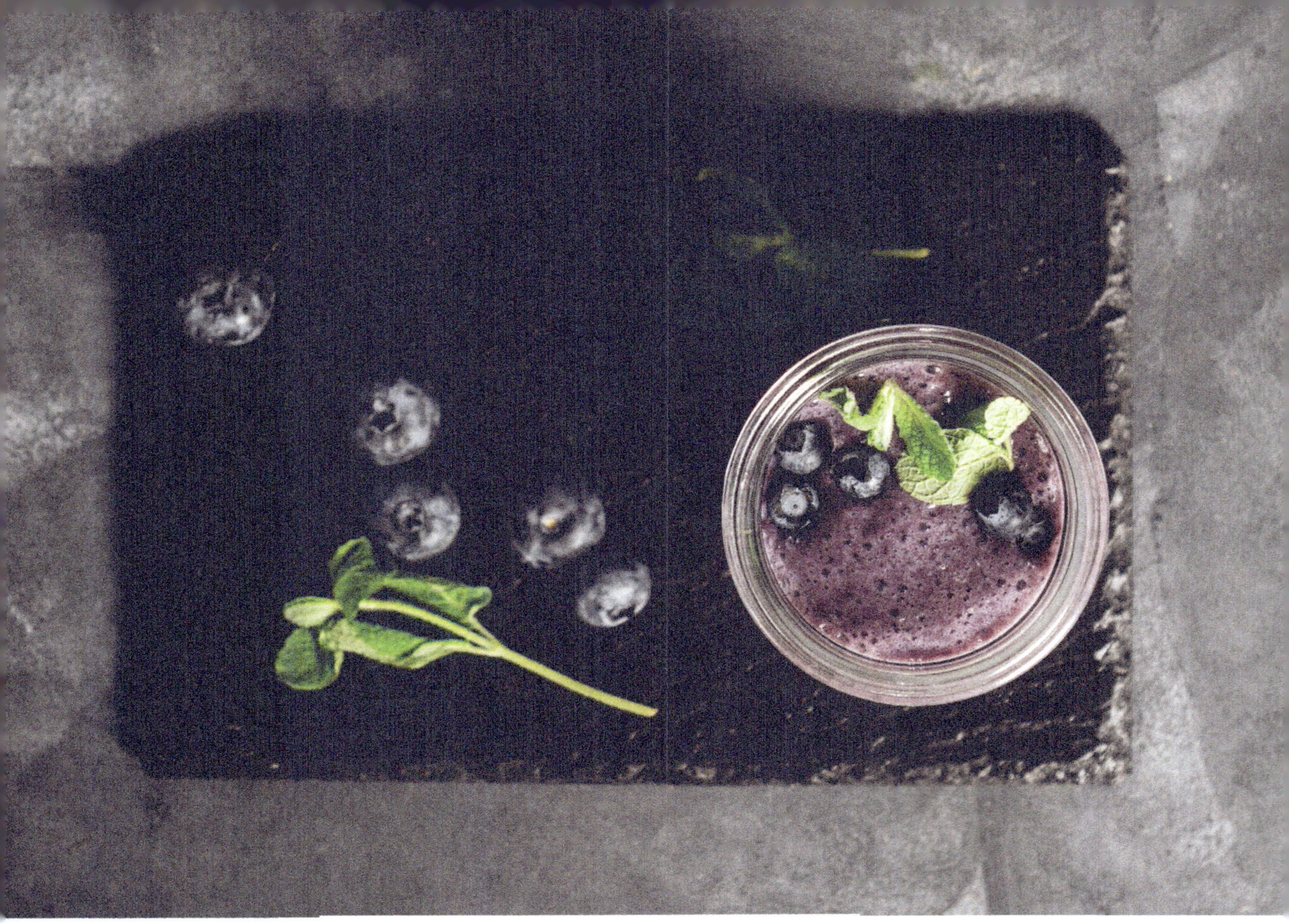

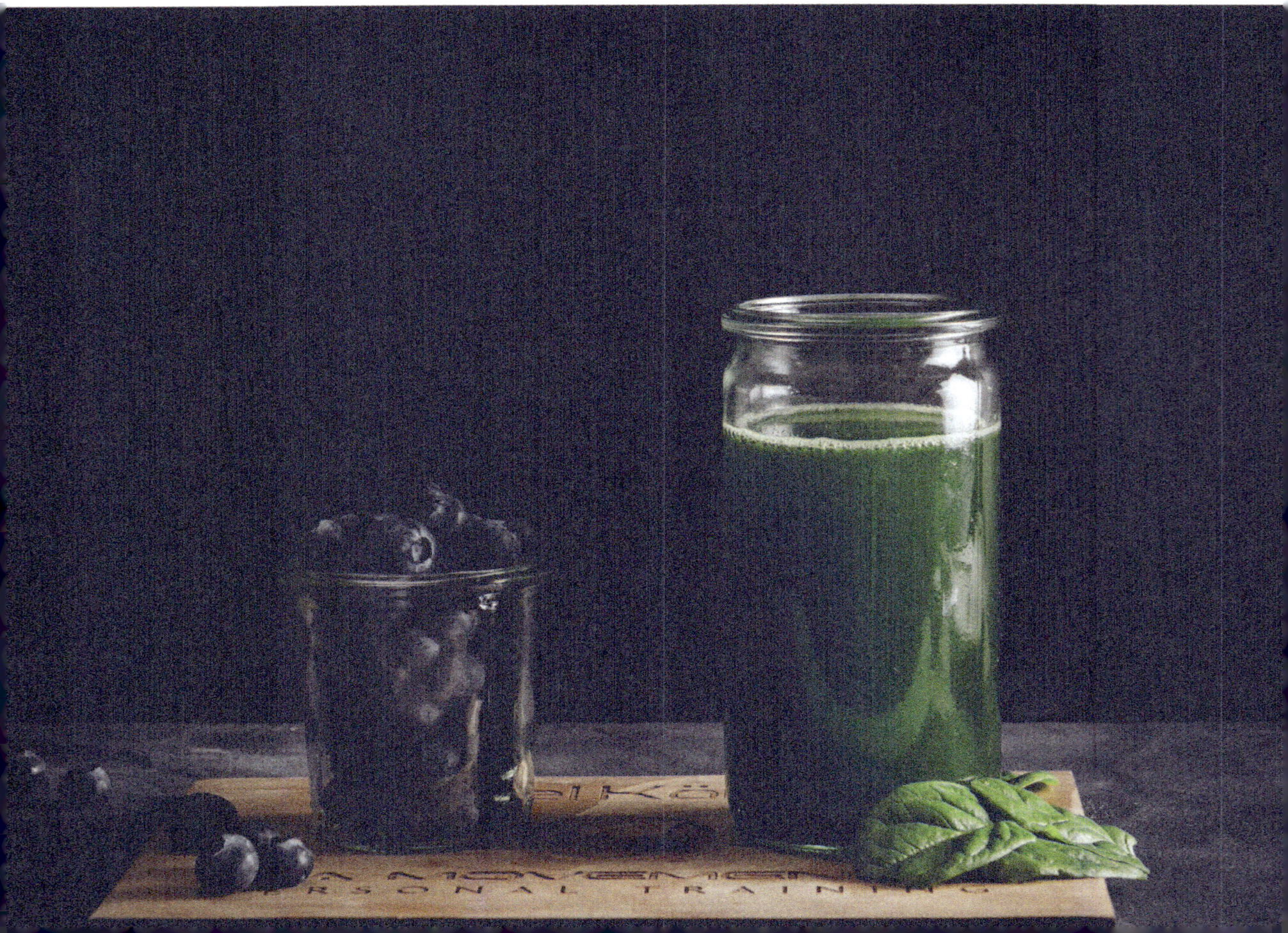

HEIDELBEER-MINZE-SMOOTHIE

1/2 Banane
5 g Mandeln
100 ml Mandelmilch
50g Heidelbeeren
1 Stiel Minze
Optional: 15 g Eiweißpulver

Mixe in einem Standmixer alle Zutaten und füge nach Belieben Wasser hinzu, bis deine gewünschte Konsistenz erreicht ist.

KCAL	EIWEISS	KOHLENHYDRATE	FETT
191	15 g	19 g	5 g (incl. Eiweißpulver)

HEIDELBEER-SPINAT-SMOOTHIE

50 g Spinat
100 g Heidelbeeren
Optional: 15 g Eiweißpulver

Mixe in einem Standmixer alle Zutaten und füge nach Belieben Wasser hinzu, bis deine gewünschte Konsistenz erreicht ist.

KCAL	EIWEISS	KOHLENHYDRATE	FETT
110	14 g	8 g	2 g (incl. Eiweißpulver)

IMPRESSUM

AUTOR

Daniel Körber
info@lamovements.at
Insta: dks_plantbased_kitchen

REZEPTE
Daniel Körber & Michael Gollnhofer

MIT TEXTLICHER UNTERSTÜTZUNG
Mag. Sabine Fröhlich, www.verbalsalon.at
Mag. Peter Benesch, www.textwerkstatt-benesch.at

FOTOS
Natasza Lichocka
www.nataszalichocka.com

COVER
Franz Preschern
www.meinesicht-derdinge.com

LAYOUT UND GRAFISCHE UMSETZUNG
Eggerdruck GmbH, Imst

BESONDERER DANK FÜR DIE BEREITSTELLUNG DES KÜCHENSTUDIOS
Daniela Happ – olina Küchen Imst

Printed by Amazon Italia Logistica S.r.l.
Torrazza Piemonte (TO), Italy

38035784R00080